肝臓病教室

昭和大学藤が丘病院消化器内科

与芝 真

株式会社 新興医学出版社

目　　次

1. はじめに ……………………………………………………… 1
　インフォームド・コンセントの功罪　1
　医療の残酷さと思いやりの心　4

2. 正しい"患者道" ……………………………………………… 6
　患者は医者にはなれない　6
　良い医師を探す　7
　良い解説書を手に入れる　14

3. 肝臓という臓器の特徴 ……………………………………… 16

4. わが国の肝臓病の特徴と治療の歴史 …………………… 20
　ウイルス肝炎の治療の歴史　22

5. ウイルス肝炎のいろいろ …………………………………… 26
　A型肝炎　26
　B型肝炎　29
　C型肝炎　34
　D型肝炎　40
　E型肝炎　40
　G型肝炎　41
　TTウイルス　41
　その他の肝炎ウイルス　41

6. ウイルス肝炎の検査 ………………………………………… 43
　ウイルス学的な検査　43
　肝機能検査　48
　肝生検（＋腹腔鏡）　63

7. 肝臓病の症状と症候 …………………………………………65
　　自覚症状　65
　　他覚症状　66

8. ウイルス肝炎の治療 …………………………………………69
　　急性肝炎の治療　69
　　劇症肝炎の治療　73

9. ウイルス肝炎の予防 …………………………………………77
　　A型肝炎の予防　77
　　B型肝炎の予防　77
　　C型肝炎の予防　78

10. 慢性肝炎の治療 ………………………………………………79
　　B型慢性肝炎の治療　80
　　C型慢性肝炎の治療　83

11. ウイルス肝炎以外の肝炎とその治療 ………………………91
　　自己免疫性肝炎　91
　　薬剤性肝炎　92

12. ウイルス肝炎から派生する疾患と治療 ……………………94
　　肝硬変　94
　　肝　癌　97

13. その他の重要な病気 …………………………………………99
　　アルコール性肝障害　99
　　原発性胆汁性肝硬変　101

1 ▶▶▶▶▶ はじめに

　1998年の5月に『肝臓病の生活ガイド』（医歯薬出版）という一般向けの本を上梓しました。ですから，この本は私にとって2冊目の一般向け図書ということになります。肝臓病についてわかりやすく解説をするという目的は変わりませんが，解説の切り口は相当変えないと，2冊とも買って下さる奇特な読者に申し訳がありません。

　『肝臓病の生活ガイド』の場合も単なる"医師が勉強するための医学教科書の素人向けのやさしい解説本"といった従来の一般向け図書になることを避けるため，あくまでも患者さんの視点を意識した書き方を心がけたつもりですが，総花的になった気がします。本書ではウイルス肝炎，特に慢性肝炎を中心にすえて，より詳細に読者の疑問に答えたいと思います。

　最近しばしば患者さんの集まりで講演をさせていただいており，講演後にアンケートをとらせていただくこともあるのですが，ある患者さんのお答えの中に「病気に対する不安への救いを求めて解説書を買ってみるのだが，かえって不安が強まってしまう本が多い」と書かれているものがありました。これには胸を突かれる思いがしました。

●インフォームド・コンセントの功罪

　最近はインフォームド・コンセントとか癌告知といって患者さんに自らの病気について十分に説明し，認識していただくことが主流になっています。米国では正確に情報を与えて患者さん自らの自己責任で治療を選択していた

だくことが当たり前になっていますし，十分な情報を与えずに医師が自分勝手な治療をして失敗した場合は，訴訟社会の米国のことですから患者さんは当然訴訟を起こします．

わが国ではまだそこまでは行っていませんが，若い先生たちはこういうことには敏感ですので，積極的に患者さんやご家族に病気の内容や治療方針を伝えるようになっています．それ自体は良いことなのですが，やはり若いせいでしょうか，患者さんの気持ちに対する配慮が足りないように思います．つまり，何でもよいからすべてをぶちまけて同意をとることがインフォームド・コンセントだと思っている医師が多いのです．いわゆる「惻隠の情」が足りないわけですが，こんな言葉は今の若い人は知らないかもしれません．

宮尾登美子さんという作家の作品で『蔵』という小説がありました．映画になったりNHKのドラマになったりしたので，御存知の方もおられると思います．新潟の片田舎の大庄屋で日本酒の蔵元が舞台で，一人息子が美しい娘さんと結婚するのですが，生まれた子が次々に夭折したり死産になったりで育たないのです．やっとまともに育った娘（強く育てと「烈」と名づけられます）が4歳になったころから視力に障害があることに気づかれます．田舎では正しい診断がつかないからと父・意造は娘を帝大病院（現在の東大病院）での診察を受けさせることを決意して上京します．心ない医師が現在の風潮に乗って真実をぶちまけたらどんなに患者さんを傷つけることになるか，この小説は教えています．原作からその部分を抜き書きしてみましょう．

　　構内に，上野―浅草間の地下鉄工事をはじめたばかりの立札があり，近づいて，完成は二年後の大正十六年，という文字を読むと，やっぱりここは大都会だな，という感がある．
　　意造の通った東京帝国大学も，この震災で医学部と正門，赤門と外廓を残して全焼しており，昔とはすっかり様相を異にしてしまっている．
　　まだ傷痕の残る医学部付属病院の門をくぐり，受付けをすませて順番を待つあいだ，意造は厚いシャツの下で，大きく胸が高鳴っているのに気付いている．
　　同じ大学ではあっても，医学部に自分の先輩後輩がいるわけはないし，よしんば顔見知りがいたとしても，烈の病状がそれによって好転するわけのものでもない．事実は冷厳であって，その結果がここで宣告されればもはや逃

るすべもないのが、ひどくおそろしかった。

　ときは夕方に近く、烈の様子をうかがうと、きっかりと目をひらいたままであらぬ方向をぼんやりと眺めており、それはまさしく、いま視力を失ってしまっている者の姿にちがいなかった。

　意造は胸がしめつけられるようにせつなくなり、そばに寄って烈の手を握ってやったところで名を呼ばれ、診察室に入ると、まず若い助手に容態を聞かれ、そのあとでカーテンの奥の、ひげを貯（たくわ）えた眼科長の医師の前に出た。

　何かひどくものものしく、医師は看護婦に命じてさまざまの器具を用いて烈の両眼をのぞき、烈がぴくりとでも動くと、

「じっとしてなさい」

と叱（しか）りつけるようにいう。

「いまは見えないね」

と念を押すと、烈は窓のほうを向いて、

「こっちは明（あか）れことは判る」

とはっきりと答える。

　新潟の奥田医師のように、烈に向っていろいろと聞いてくれるわけでもなく、一通り検査が終ると、声をひそめるでなく、病名を告げた。

　カルテをのぞき込みながら、医師は恬淡（てんたん）と、「近親結婚ではないようだが、症状は典型的な夜盲症、網膜色素変性です。

　いまはまだ光に対して水晶体は感応しているが、まもなく視力が落ち、視野も狭まって失明しますね。

　ざんねんながら治療法はありません。なるべく目を使わないよう大事にして下さい」

と告げた。

　それを聞いたとき、意造は体中の血が熱くなり、よっぽど立上って目の前の医師をぶんなぐってやろうか、と思ったほどであった。

　わきにはまだ烈がおり、結果やいかに、と大きく目をみひらいて医師を見つめているのに、そのいたいけな心に、この言葉はあまりに残酷すぎた。むずかしいことばは判らずとも、まもなく失明、治療法はない、という意味は理解できたと見え、とたんにうなだれてしまった烈を見て、意造は思わず、

「先生、そんげなことは子供の前（め）で言いなんねでもいいですねっかね。私だけに話してくれなせばいかったではねえですか」

といったが、それは強い詰問の調子であったらしい。

　医師は色をなして、

「失敬な。君は何だね。診察を乞（こ）いに来た患者じゃないか。患者に診断結果を正しく告げるのは医者の義務だ。

君に難詰されるおぼえはない。帰り給(たま)え」
と怒鳴りつけた。
　医師のその態度を見て、看護婦たちも、
「さあ、さあ」
と、さも厄介払いをするように意造と烈を追い立て、廊下に出すと大きな音を立ててドアを閉めた。
　烈はうなだれたまま佐穂に抱きつき、涙を流しているらしく、意造は胸のうち、煮え返る思いのまま、呆然(ぼうぜん)とその場に立っている。
　これが最高学府の抱える医師養成の場か、医学研究の場か、眼病の患者がどれほど失明という究極の結果をおそれているか、そのいたわりなくして医者といえるか、新潟の奥田先生は田舎医者だけれど、失明という事態は親の自分にさえついに口にはしなかった、あれほど尊大な態度をするなら、治療法がないなどというさけない言葉は間違っても吐くな、ここは最高の医療機関だから、どんなにでもしてなおしてみせる、と何故咳呵(たんか)のひとつも切らぬ、とくり返し呟(つぶや)きつづける意造のわきで、しくしくと泣きつづける烈の背を撫でてやりながら、佐穂も鼻をすすりあげている。
　あたりは暮れ、待合室にも人かげがなくなってから、はじめて意造は我に返り、二人をうながして病院の門を出た。重い心で、希望を抱いてやって来た東京の診察が、逆に烈に真実を知らせてしまったことを深く悔いながら。

(角川文庫版, 1998)

　この小説を読むと医者という職業はどんなにでも残酷になれることがよくわかります。こういう医者にだけはなるなと医局の若い先生に力説しています。ある意味では米国流のほうが合理的で、見方によっては医師も気が楽かもしれません。しかし、日本人の患者さんには酷な気もします。

●医療の残酷さと思いやりの心

　別の例をあげます。B型慢性肝炎の患者さんが急に重症になって私の勤めている病院に入院しました。昏睡も出現して劇症化したのですが、必死に治療して助かりました。しかし、救命後も慢性肝炎の状態は続いていました。その後故郷に帰ることになったので、その土地の国立大学の肝臓専門の教授に紹介したのですが、その患者を診察したあと、その教授は「この病院は与

芝先生の病院のような体制になっていないので，今度重症化しても助けることはできない」と冷たく言ったあと，「あなたはそのうち癌になる」と宣言したそうです．次の診察のあとにももう一度癌になると言われて，その患者さんはその大学病院に行くのをやめてしまい，年に何回か遠路はるばる飛行機に乗って私の外来に来ています．この教授は，教授になるために随分努力をしたのでしょう．でも，その努力の中に最も大切な何かが足りなかった気がします．

患者さんがなぜ病院に来るのかといえば，もちろん病気を治すために来るのです．しかし，世の中には治る病気もあれば，『蔵』で出てきた先天性網膜変性症のように残念ながら治らない病気もあります．そんなとき患者さんは，治らないとしても適切な処置によりそれ以上悪化させないか，それもできなければ少なくともその病気によって人生をダメにされることがないことを求めて来ているのだと思います．つまり，安心を求めて来ているのです．

残念ながら手遅れのこともあります．肝臓病はなかなか自覚症状が出ないためにしばしば手遅れになることが多いのです．来院したときには肝癌が多発してしまって手のつけようがない症例もあります．それでも，せめて医者，看護婦，家族などの温かい気持ちに包まれながら最期の時を迎えたいということが人生の最後の望みでしょう．自分（医療従事者）は安全地帯にいて，川に溺れてアップアップしている人（患者さん）を見ている，医療には本質的にそのように残酷な部分があることを多くの医療従事者は心すべきだと思います．自分もやがては年老いて病気になり，死を迎えるはかない存在であることを自覚すること，それが病者をいたわる気持ちを引き出してくれるでしょう．

2 ▶▶▶▶▶▶ 正しい"患者道"

●患者は医者になれない

　患者さんのなかには自分の病気についてよく勉強している方も数多くおられます。また，自分のデータを細かく記録しておられる方もいらっしゃいます。私も聞かれればデータをお教えしますが，こちらから積極的にお教えすることはしません。その理由は，患者さんは医者になれないからです。いかに知識をたくさんもったりデータを知っていても，患者さんが医者に指示して検査や治療をするわけにはいきません。せいぜい質問をして内容の確認をするくらいでしょう。それに日本の医者は気位の高い人が多いので，あまり患者さんが治療などについて質問すると気を悪くする先生も多いのです。C型慢性肝炎では血小板が減ると肝癌になるといわれています。そのため"血小板ノイローゼ"の状態になって，しょっちゅう主治医の先生に血小板の数を質問して嫌がられている人もいます。

　それでも私は，患者さんたちもある程度は自分の病気についての知識をもったほうがよいと思っています。それは自分を守るためです。結局は検査も治療も主治医にまかせざるをえないのですが，医師も人の子ですからするべき検査をついうっかり忘れてしまったり，説明が足りないときがあります。このようなときは主治医の自尊心を傷つけないような配慮のもとにその点を指摘することは一向に差し支えはないと思います。

●良い医師を探す

　患者は結局患者にしかなれないと悟れば，次に考えることは，自分の命を託するに足る良い医師を探すことが最上の道ということになります。よく医者と患者の間の信頼関係が大事だと言いますが，何も信頼するに足らない先生まで信頼する必要はないわけで，まず良い先生を探すことです。特に入院する場合の病院選びは慎重さが必要です。私のところにも見ず知らずの患者さんや家族から「入院したけれど病院側の対応に不安があるので先生の病院に転医させてほしい」という要請があるのですが，これはわが国では至難の技です。その理由は，相手側の病院にすれば，患者が他の病院への転医を希望するということはその病院を信頼していないことだと受け取るからであり，決して愉快なことではありません。よく，「医者同士で話し合って何とか移してくれ」と要求する患者さんもいますが，医者同士のトラブルになる可能性があるのでまず医者は介入しません。私もお引き受けするにしても自己の責任において円満に退院していただくようにお願いしています。医者が介入するよりそのほうがまだスムーズなのです。

　「転ばぬ先の杖」と言いますが，人生何が起こるかわかりません。特に急病は人生のピンチの一つです。ふだんから親しいかかりつけの先生をつくっておいたり，安心して入院できる病院を見つけておくことは生きるうえで重要な智慧です。急病になって，あわてて救急車を呼んで知らない救急病院に運ばれて未熟な若い医師の手当を受けている方を見かけますが，そういう人はふだんから自分の健康をどのように管理し，急病という危機に対してどのように対処する心づもりだろうかと疑問に感じてしまいます。平和ボケの日本人にはあまりピンとこない「危機管理」の問題なのです。人生に成功する人は，常に自分の人生を用心深く考えて，先に手を打っておく人です。賢い人は何をさせても賢いし，そうでない人は何をさせてもそうでない人なのでしょう。特に健康はヘタをすると元に戻せないし，悲惨な結果に終わることも多いので特に慎重さが必要です。

　デパートや専門店で高級な買い物をするときや近くのスーパーでキャベツ1つを買うときにあれほど入念に品定めをする主婦が，医者選びをするとき

はどうして簡単に決めてしまうのでしょう。多くの方が近いから，交通の便が良いからと実に簡単に決めておられます。確かに軽いかぜや血圧管理などのための家庭医であれば，近い場所で開業されている親切な医師が良いでしょう。しかし，肝臓病のように場合によっては命にかかわる病気の場合はそのような安易な決め方ではダメです。

まずは情報収集から

　ではどうしたら良い先生を探すことができるのでしょうか。そのためにはまず情報の収集が大事です。

　最近は名医ガイドや病院ガイドといった本や雑誌の特集があります。私のところにもよく連絡が来ます。わざわざ取材に来られ，十分話を聞いてまとめられた本もあり，まじめに企画・編集された本は良いと思います。しかし，多くはアンケート用紙を送ってきて，その回答をまとめただけのものです。しかもそのアンケート先の人選は誰がやっているのかわかりません。もっとひどいのになると，肝臓専門を標榜する教授，助教授，大病院の部長，医長などをただ機械的にまとめただけというものもあります。私のような専門家が見るとなぜ選ばれたのか首をかしげてしまうような医師が入っていることもあります。また，病院ランキングなどという本もありますが，その判断基準も不明確ですし，病院にはいろいろな医者がいて（特に大学病院は玉石混淆ですから），大学が一流だからといってそこにいる医者が全部名医だという保証はありません。

　私はもっと生きた情報を得ることをお勧めします。一つは，家庭医（かかりつけの医師）に地域の基幹病院の良い先生を紹介してもらうことです。家庭医の大事な仕事の一つはこれなのです。米国では一般に専門医は家庭医の紹介のない患者さんは診ません。大半の開業の先生は医師会に入っていて，いろいろな会員から口コミで情報を得ることができますし，医師会の学術集会などで地域の専門医とは知り合いのはずです。ただし，私の知る限りでは，地域の医師会の学術集会や専門学会に出席したりして勉強している開業の先生は，失礼ながら，それほど多くはありません。むしろ，患者数が減ってしまうのを心配して紹介したがらない先生もおられます。そういう先生に限っ

て漫然とした治療をして最後に手のつけられないほど手遅れにしてから患者さんを送ってくることが多いのです。少なくともB型，C型の慢性肝炎で活動性の強いタイプの治療は専門医の仕事です。患者さんの立場としては，必ず一度は地域の信頼できる専門医に紹介していただくことをお勧めします。

家庭医以外の方法としては患者さん同士の口コミを利用することです。といってもこのルートはなかなか探すのが難しいのですが，一番良いのは日本全国にある患者会を利用することです。ちなみに全国の肝臓病の患者の会を表1にご紹介しておきます。表にない地域は日本肝臓病患者協議会（日肝協）に電話してお聞きになったらいかがでしょうか。何といっても患者さんは自分の病気については真剣です。なまじの医師よりよく勉強していて情報をたくさんもっている人もいます。是非一度は患者会に連絡して良い先生を推薦してもらうとよいでしょう。また，いろいろな企画があったり，会員同士の情報交換，同じ病気をもつ者同士の励まし合い，政府への働きかけなどもあり，入会したほうがよいと思います。

それからごく最近の動向として，ホームページを作成して自分の受けた治療を公開している患者さんもおられます。私のところにも「〇〇さんのホームページを見て来ました」と言って来られる患者さんが増えており，IT革命とは大変なものだと実感させられています。ますますこのような傾向が強まって，多くの患者さんが進歩した治療を受けられる病院を簡単に探せるようになるとよいと思います。

日本の保険制度は名医をはばむ

さて，一応以上の方法で良い先生に出会えたとします。しかし，最後に選択するのはあなたです。たとえ周囲から名医と言われている先生でも実体はわかりません。だいたい名医などという基準など曖昧なもので，あまりあてにはなりません。わが国には世界に冠たる健康保険制度があります。これは患者さんの経済的負担を少なくするという点では優れていますが，その代わりに治療内容については厳しく統制されており，医師の自由裁量権はほとんどありません。例えばインターフェロンは1日1回打つより2回に分けて打ったほうが効くと言い出した先生がおられるのですが，これは健康保険上は

表1　日本肝臓病患者団体協議会および全国の肝炎患者の会

■北海道肝炎友の会
　　　　　　　　065-0022　札幌市東区北22条東15丁目　長内第一ビル
　　　　　　　　Tel. 011-751-1011　Fax. 011-751-8874
　　| 支部 | 道南支部　十勝支部　旭川支部　釧路支部　札幌支部　空知中央支部
　　　　　　　南空知支部　中空知支部　苫小牧支部　北見支部　留萌支部
　　　　　　　宗谷支部　北後志支部　遠軽支部
■宮城肝臓病交友会　■山形県肝臓病友の会　■山形県肝甦会　■福岡県あしたば会
■群馬県肝臓病の会　■利根沼田肝炎の会　■千葉肝臓友の会　■埼玉肝臓友の会
■東京肝臓友の会
　　　　　　　　161-0033　新宿区下落合 3-6-21-201
　　　　　　　　Tel. 03-5982-2150　Fax. 03-5982-2151
　　| 支部 | 町田市肝炎の会　多摩市肝友会　日野市肝臓病友の会　立川地区肝友会
　　　　　　　八王子肝臓病友の会　小金井地区肝友会　大田肝臓病患者会
　　　　　　　中央区肝臓病の会　江東区肝友会　城東地区肝友会　墨田肝友会
　　　　　　　城北肝友会　練馬肝臓友の会　城西肝友会　中野肝友会
■神奈川県肝臓病患者会連絡協議会
　　　　　　　　249-0001　逗子市久木 1-9-27　井上方
　　　　　　　　Tel. 0468-71-8810
　　| 支部 | あすなろ会　みどり会　こぶしの会　地久会
■山梨肝友会　■静岡県肝炎の会　■清水市肝臓友の会
■長野肝臓病患者会協議会
　　　　　　　　381-0003　長野市穂保 118　土屋方
　　　　　　　　Tel. 026-296-4634
　　| 支部 | 長野ウイルス性肝炎友の会　あおば会　希望の会　肝和会　ふきのとう
　　　　　　　佐久肝炎の会
■越後肝友会　■富山県肝よう会　■岐阜肝炎の会
■愛知県肝臓病患者会連絡協議会
　　　　　　　　458-0033　名古屋市緑区相原郷 1-2315
　　　　　　　　Tel. 052-896-5159　鈴木春男
　　　　　　　　Tel. 052-661-8205　事務局
　　| 支部 | わかば会　コスモスの会　みかわ会
■京都肝炎友の会　■大阪肝臓友の会　■肝炎友の会兵庫支部　■倉敷肝友会
■広島県肝友会連絡協議会
　　　　　　　　731-3161　広島市安佐南区沼田町伴 3246-9　岡馬重充方
　　　　　　　　Tel. 082-848-5141
　　| 支部 | 広島肝友会　三原肝友会　備後肝友会　広島共立病院内肝和会
■山口肝友会　■徳島肝炎の会　■香川肝炎の会　■愛媛肝炎の会
■九州肝臓病友の会　■大牟田地区肝臓病患者と家族の会　■南九州肝臓病患者会

違反行為です。なぜなら保険上はインターフェロンは1日1回しか打ってはいけないことになっているからです。こんなことまで細かく決められているのです。また，いかに効くことがわかっている薬でも，保険上その使用が認められていない薬剤を使用した場合，薬はもちろん，検査など付随する医療行為すべてが健康保険の対象外となってしまいます。現在，国公立系の病院ではこれが厳格に行われており，例えば，せっかくその有効性が認められているラミブジンという薬は健康保険上はまだ採用されていないため（平成12年8月現在），国公立系の病院ではまず使えません。いってみれば，全国どの病院に行っても横並びの同一治療しかできないのですから，これではいかに名医といっても少なくとも治療行為に限れば自由に腕がふるえないわけです。「赤信号みんなで渡れば恐くない」と俗に言いますが，制度上は保険制度（お上）に反してまで患者さんを治す責任は医者にはないわけで，これでは本当の名医は育ちません。

　さらに健康保険の場合，患者さんが窓口で支払う費用が最高3割，場合により2割，1割，それ以下に軽減されています。先ほどのラミブジンは薬価1165円で1日1回服用ですが，保険適用となると比較的安い薬になります。米国のように医療費が高ければ，なるべく良い医者にかかって絶対治してもらおうと思いますが，医療費が安いと患者さんの医師に対する批判精神が鈍くなってしまいます。つまりは「安かろう悪かろう」です。ラミブジンも保険での使用が認められれば全国津々浦々どこの病院でも使えるわけですから，安いからという理由で患者さんが手近な病院で安易にこの薬をもらうことになります。一方，この薬を半年間も服用すると耐性株といって効かないウイルスが出現してきます。せっかくの薬が安いからという理由だけでその使い方も知らない医師によって安易に投与され，そのあげくには薬は効かなくなり，患者さんも安いのだから仕方がないとあきらめてしまう。「悪貨が良貨を駆逐する」。これも名医が育たない理由の一つだと思います。

良い医者を見分ける方法

　その医者が本当に命を託するに足る医者かどうかを見分けるいくつかの方法を述べてみます。まず第1に，良い医者は患者さんの訴えを聞くと同時に

適確な質問をします。病気の始まり，症状の推移など，病気を解析するうえで患者さんからの病歴聴取は大切なデータになります。この段階で木で鼻をくくったような投げやりな態度の医者は問題です。

　また診察も丁寧で，腹部では肝臓の触診に十分時間をかけることが大事です。というのは，**図1**に示すように肝臓の触診によってある程度は病気の進行度が推定できるので，プロの肝臓医は肝臓の触診を大事にしますし，肝臓の触診所見からある程度肝臓病の進行程度を読んでしまいます。ときどき，多くの病院を渡り歩いてきて一度もお腹を触ってもらったことがないという患者さんがおられ，驚かされることがあります。確かに最近は検査が進歩し

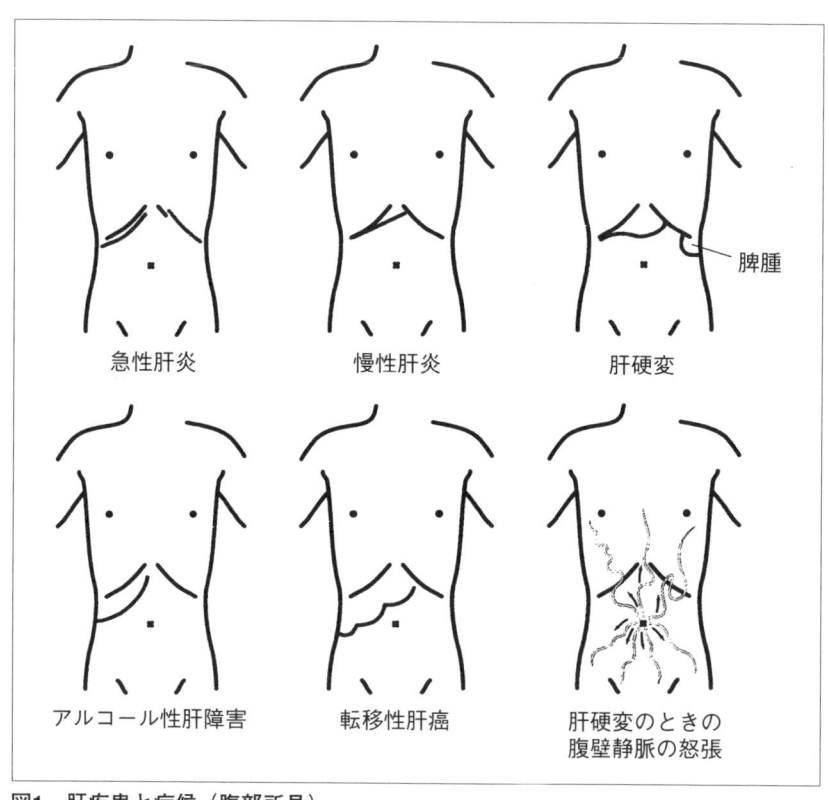

図1　肝疾患と症候（腹部所見）

ており，データを見ても患者さんを診ない先生も多いようです。診察という最も基本的で大事な情報源をおろそかにする最近の傾向は困りものです。

　次いでスクリーニング検査をするわけですが，最初は採血，ICG 負荷試験（後述），超音波検査をしてだいたいの病気の目安をつけ，次いで CT，MRI，肝生検とより確定的な検査に進むのが普通です。最近の若い医師のなかにはいきなり全部の検査を指示してしまう人もいますが，こういう医師はあまり頭を使って患者さんを診ていないので，避けたほうがよいでしょう。

　初診でのスクリーニング検査を終えると，通常この段階で病名，原因，病気の時期，今後の進展などについて一応の目安がつくので，その説明があるはずです。しかし，肝炎では一般に最も確定的な検査は腹腔鏡，肝生検ですので，専門医であれば，次の段階で肝生検を勧めるはずです。一方，肝内に腫瘍などが見つかれば CT，MRI へと進みます。この段階での説明が適確であれば信頼してよい医師と言えます。ろくに病気の説明もなく，「この薬を飲めばよい」とか「この注射を打っていればよい」などと言う医師は信頼するに足りません。

　次に治療についてですが，例えば B 型慢性肝炎や C 型慢性肝炎の治療は日進月歩で進んでいます。専門学会への出席は専門医の仕事ですが，家庭医といえども内科系の学会誌や専門誌には目を通して最近の治療の動向には気を配っている必要があります。ただ機械的にインターフェロン，強力ミノファーゲン，漢方薬や他の肝庇護薬を勧めるようでは困ります。やはり病気の機序の基本を理解して根本的な治療ができる先生でないと生命を託せないことになります。

　ときどき新聞や雑誌の広告で「○○の驚異の効き目」とか「これで肝臓病は治る」などセンセーショナルな見出しの本を書いている先生もいます。これは本当かもしれないし，本当でないかもしれません。ただし，少なくとも健康保険に採用されている薬は厚生省の薬事審議会での審査を受けています。従来，審査が甘いとか遅いとかの批判がありましたが最近はだいぶ改善されています。この審査のために製薬メーカーは相当厳密な試験（治験と言います）をしてそのデータを提出しなければなりません。だから健康保険に採用されている薬はある程度は信頼してよいでしょう。

一方，いわゆる民間薬というものはそのような厳密な効果判定がなされているわけではありません。ほとんどは個人的体験の集積でしかなく，なかには本当に効くものがあったとしてもその証明がされていないのです。そのようなものをあたかも特効薬のように宣伝している本もありますが，私たち専門医が名前も知らない方が著者のこともあります。わが国の専門医は自国の研究に対して厳しいので，本当に効く治療なら，少なくともわが国の専門学会に発表して玄人からの激しい批判にさらされ，それに打ち勝ってから素人に勧めるべきです。この手続きをしていない治療は信用はされません。

　肝臓病の治療に奇策はありません。やはり，多くの専門医に支持されている王道を行くしかないように思いますし，あまり誇大広告されているような治療やそれを宣伝する先生は避けたほうが賢明でしょう。思いやりのある温かい感じの先生で，会っていると病気の不安が薄らぐような，安心してついていける気がする先生に出会えれば幸せだと思います。

●良い解説書を手に入れる

　良い解説書を手に入れることも療養を続けていくうえで重要です。『家庭の医学』のような総花的解説書はざっと病気の種類を知る目的にはよいのですが，特定の病気の療養における心の支えとしては役不足です。それに病気の紹介が目的ですから，医者の読む医学教科書をやさしく書き直した感じで，事実が書かれているとはいえ，読み方によっては患者さんが不安に陥る場合もあるかもしれません。

　本書のような肝臓専門の解説書も多数出版されていて選ぶのに迷うほどです。自分が書いていて言うのも我田引水なのですが，良書を探すのに手間と時間を惜しんではいけません。近所の書店だけでなく一度は大きな書店の専門書コーナーで良書を探したほうがよいと思います。というのは，一般書店に出回っている解説書は主婦の友社とか講談社とか販売力の強い大出版社からの出版物ですが，大出版社から出ている解説書が必ずしも良書という保証はありません。本書を出版しているような医書専門出版社は一般書も医学書としてしか販売できないため，いきおい大書店の医学書コーナーにしか置け

ないのです。
　内容としても肝臓の構造，機能，肝臓病の機序などの基礎的事項に多数のページを割いているものはあまり役には立ちません。患者さんは勉強して医者になるわけではないからです。むしろ，臨床的な事項，特に治療に独自の工夫をこらしている本がよいと思います。また，いかにして病気を治すのか，治らないまでも悪くしないためにはどうするのか著者の熱意が伝わってくる本が良い本だと思います。そんな本を読めば患者さんはホッとして安心できる気分になることでしょう。この場合も著者の温かい人柄が伝わってくる本に出会えれば幸せですね。

3 ▶▶▶▶▶▶ 肝臓という臓器の特徴

　肝臓の構造や機能の話から入るのがこの種の本の定番なのですが，患者さんにとっては知っていても療養に役立つわけでもないので省略します。

　ただ知っておいてほしいことは，肝臓には他の臓器と違う特徴が2つあるということです。それは巨大な予備力と再生力があることです。このため，多少の障害を受けても症状も示しませんし，その障害がやめば自然に元どおりに修復されてしまいます。一般人口のなかに10％くらいHBs抗体陽性といって過去にB型肝炎ウイルスの感染を受けた人がいます。この人たちはおそらくウイルスが身体に入ったときにB型急性肝炎を起こしたと思われるのですが，大半の方は肝炎の自覚がありません。つまり，多少肝臓に障害が起こっても無症状で，無自覚なのです。肝臓が「沈黙の臓器」と言われるのはこのためです。文句も言わず黙々と働き続ける昔のお母さんといったところでしょうか。

　しかし，このことは一方で肝臓病の発見を遅らせる原因となっています。昔，肝機能検査が普及していなかったころは肝臓病の方は全身倦怠感，浮腫，黄疸，腹部膨満感などの自覚症状が出現してから病院に行ったものでした。そしてその約半数の方はすでに肝硬変になっていたといいます。我慢強い肝臓のことですから，慢性肝炎くらいでは症状を出さないのです。そして，やっと肝硬変になってどうにもこうにも支えきれなくなってから症状が出るわけですが，そのときにはすでに相当悪くなってしまっていることになります。

　最近は成人病検診などで肝機能検査が普及してきましたので，このような

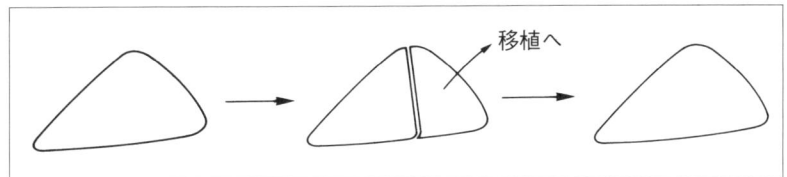

図2　肝臓は再生する

悲劇は少なくなってきました。特に会社員は会社が年に1回か2回定期健康診断をしてくれますからいいのですが，自営業の方，フリーターや派遣社員のように会社が健康管理に責任を負わない方，家庭の主婦など，その機会のない方は自ら進んで検査を受けるようにしないと昔と同じ目に遭うことになります。また，定期検診でたいしたことはないと言われても安心してはいけません。健診ではGOT，GPTの値が低いと"たいしたことなし"と判定されることが多いのですが，特に慢性B型肝炎でHBe抗原が陽性の方の場合GOT，GPTが低値であっても病気が進行することがあります。たとえば，ある会社員の方は10年間会社の健診でGOT，GPTが40〜50U/lで"たいしたことなし"と判定されていましたが，どうも調子が悪いということで来院して超音波検査を行ったところ，すでに肝硬変に巨大な肝癌を合併しているのが見つかりました。ですから，健康診断とはあくまでも病気を見つけるための一つの手段であって，肝機能に異常があれば定期検診のみに頼らず一度は専門医の診断を受ける心構えが必要です。

　いずれにせよ肝臓病の場合，自覚症状に頼るのは危険です。飲酒の機会の多い方やウイルス・マーカー（ウイルスの存在を示す指標）が陽性の方（HBs抗原ないしHCV抗体陽性）は年に2回くらいは進んで肝機能検査を受ける必要があります。

　再生力が強いことがもう一つの肝臓の特徴です。手術で2/3程度の肝臓を摘除しても元に近い大きさに戻ることはよく知られています。また，急性肝炎という病気がありますが，その多くはA型肝炎ウイルス，B型肝炎ウイルスの急性感染を原因とします。ときには薬が原因になることもあります。急性肝炎にかかると黄疸といって全身の皮膚が真っ黄色になります。もっとも

日本人は黄色人種ですので元来皮膚の黄色い人も多く，またミカンをたくさん食べると手のひらなどが黄色くなるので，黄疸の診断は白目（眼球結膜）の部分が黄色くなっている度合で行います。急性肝炎では真っ黄色のわりには比較的元気で食事を食べている人もいますし，1カ月くらいで退院して社会復帰する人が大半です。

つまり，黄疸はそれほど肝臓が壊れなくとも出現する症状だということがわかります。肝臓は再生力が強いので肝臓の破壊さえ止まれば黄疸程度の症状があっても自然に回復してしまいます。これが通常よくみる急性肝炎です。ですから，大半の急性肝障害は自然に治ると考えてよいのですが，そうでない場合があります。それには2つの場合が考えられます。

1つはこの再生力の限界を上回る範囲まで肝臓が壊れてしまう場合です。劇症肝炎という病気では実際このようなことが起こります。私自身の体験した劇症肝炎例でも死後の剖検の際にまったく肝細胞が残っていない方もおられました。私たちのもっている人工肝補助能力は強力ですので，このような方でも延命することは可能です。どのくらいまで壊れてしまうと再生しなくなるのかはよくわかっていませんが，私個人の体験では3割くらい残っていれば再生すると考えています。肝細胞は癌細胞ではありませんので，1個しか細胞が残っていないところからは再生しません。それに肝細胞の量が減って肝不全という状態になると再生を阻む物質が蓄積するらしくて，それによっても再生しなくなる可能性があります。

もう一つは劇症肝炎のように急激かつ広範囲に肝臓が壊れなくても，常に肝細胞の破壊が進行する場合です。破壊されても肝細胞は再生するのですが，破壊の原因が持続していれば，せっかく再生した肝細胞もさらに破壊されてしまい，再生という現象に結びつきません。慢性肝炎がこの状態です。ウイルス性の慢性肝炎では肝臓の中にウイルスが居残っていて，それを追い出そうとして人間は自分で自分の肝細胞を壊します。これが肝炎です。すると当然新しく肝細胞が再生するのですが，慢性肝炎ではこの肝細胞にもウイルスが感染してしまいます。その結果，この新しい再生肝細胞がまた破壊の対象になってしまいます。これが繰り返される現象が慢性肝炎です。

この繰り返しの間にもう1つの修復メカニズムである線維化という現象が

起こってきます。線維化という修復現象は何も肝臓に限った現象ではありません。例えば私の手首には幼くて記憶にないころの火傷の痕があります。小さい傷ですがケロイドのように引きつっています。これも線維化です。皮膚としての防御力はありますが，汗線も毛孔もなく，つまり正常の皮膚の機能はないわけです。肝臓でも基本的に同様なことが起こります。つまり肝細胞が壊れた場合すぐに再生すれば元に戻るのですが，破壊が続くと線維化が起こってきます。この線維は前述のように肝細胞としての機能をもっていません。そして，線維が徐々に増加していくと肝臓は硬くなり，だんだん肝臓の機能が衰えていきます。さらに始末の悪いことに線維に取り囲まれてしまうと肝臓の再生が阻まれてしまいますし，肝硬変が完成してしまいますと，肝臓の中を通る血流が通りにくくなり，酸素や栄養分の供給が減って，よけい再生力が低下してしまいます。こうなるとさすがに再生力の良い肝臓も再生できなくなってしまいます。

　以上のことからわかるように，肝臓は再生力の強い臓器ですから上手に使っていけば一生の間十分人を支えてくれます。私の劇症肝炎での経験では70歳の老人でも肝炎が治ってしまうとすみやかに再生して回復します。ですから，再生力の点からみて，私は肝臓はあまり老化しない臓器だと思います。神経系，血管系，循環系，腎臓系などは老化とともに機能が衰えていきます。どのように大事にしても老化し，機能が衰え，それが死因となることが多いのですが，肝臓は老化がなく，年をとっても再生力も豊かだとすれば何とも心強いことではありませんか。

4 わが国の肝臓病の特徴と治療の歴史

　私の病院の居室には何種類もの欧米の肝臓病の教科書があります。オックスフォードの"Textbook of Clinical Hepatology"もシッフの"Disease of the Liver"も，上下2巻にわたる大著です。シャーロックの"Disease of the Hepatobiliary Systems"は以前はコンパクトでしたが，最近は厚くなりました。このことでわかるように，世界的な視野から見て肝臓をおかす病気の種類は非常に多いのです。しかし恥ずかしながら私はそれらの大著のすべては読んでいません。というのは学生の試験問題を作るような特殊な場合を除いて，わが国での肝臓病の臨床，つまり患者さんを診療するにあたってはほとんどそのような欧米の教科書を読む必要もないし，読んでもあまり役に立たないのです。

　わが国は基本的に単民族国家です。おそらくは大陸から渡来した民族，親潮に乗ってやってきた民族など，私たちの祖先のルーツは一様ではないと推定されますが，長い間に混血を繰り返して一様になってしまいました。そのため病気の種類も一様で，米国のような多様なルーツと多様な遺伝背景をもった人間の集団とは基本的に疾患構造が異なっています。

　それゆえ，私はヨーロッパ系アメリカ人に多い鉄沈着によって起こるヘモクロマトーシスによる肝硬変や肝癌は1例もみたことがありませんし，米国の教科書に詳細に書かれている α_1-アンチトリプシン欠損症による肝硬変も1例もみたことがありません。日本人の肝臓病はあまり種類が多くないのです。図3は1996年度の昭和大学藤が丘病院の入院患者の数を示したものです。カッコ内は原因がウイルスと推定される割合ですが，全部を足すと実に

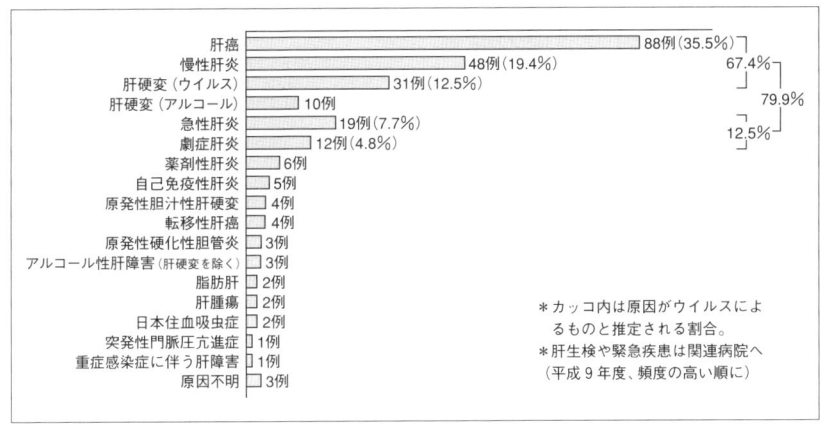

図3　昭和大学藤が丘病院に入院した年間肝疾患患者数（244例）

80％がウイルスによるものです。欧米，特にヨーロッパも北の方のスウェーデン，ノルウェーなどに行くとほとんどウイルス肝炎はありません。一方，イタリアや南ドイツにはかなりの罹患数があります。つまり，ウイルス病全般について言えることですが，熱帯，亜熱帯に多い病気なのです。わが国はアジアの東の端に位置しています。雨期のような梅雨があって北海道を別とすれば温帯でも東南アジア型のモンスーン気候ですので，ウイルス病が多いのです。だから，欧米の教科書ではほんの一部としてしか扱われないウイルス肝炎がわが国の中心的な肝臓病ということになります。

　米国は移民の国といわれ，世界中からいろいろな民族が集まって国をつくっていますから，世界中の病気が集まっています。だから，米国で医者をするには多種類の病気に精通し，その症状，治療法を常に身につけていなければなりません。米国の医学生がノイローゼになるほど勉強するのもこれが大きな要因と思います。それに比べて日本の医学生は入学するまでは猛勉強しますが，入学すると国家試験が間近になるまでノンビリやっています。これもわが国で医者をするにはそれほど勉強しなくてもよいことを知っているからでしょうか。

●ウイルス肝炎の治療の歴史

　それはともかく，善かれ悪しかれわが国の大半の肝臓病がウイルス性であることを医師も患者さんもまず第一に心得ておかなければなりません。つまりウイルス肝炎は「感染症」だということです。感染症は人間が細菌やウイルスの感染を受けて起こす病気です。歴史的にみて最も有効な対処法は，感染の予防です。これはジェンナーによる種痘の開発が天然痘を世界から消滅させたことが証明していますし，戦前わが国の国民病であった結核がBCGの予防接種で有効に予防できるようになったことでも容易に理解できます。

　それと同時に治療薬の進歩も人類を感染症による死から守っています。ペニシリンの発見を端緒とする抗生物質の開発が，どれだけ多くの人間を外傷後の化膿，肺炎，尿路感染，敗血症から救ったかしれません。またストレプトマイシン，PAS，INHなどの抗結核薬が多数の結核患者を救い，それまでの栄養，安静，大気療法という不確実で，しかも何年にもわたる治療法から解放したのです。

　つまり，感染症とは原因となる細菌やウイルスとの闘いなのです。そして，それらの感染を予防できることがベストであり，不幸にして感染を受けた場合は一刻も早く原因菌やウイルスを体外に排除してしまうことが重要です。さらにそれもできないのであれば，細菌やウイルスの増殖を抑えて増やさないことが次善の策であり，さらにそれもできないのであれば，少なくとも病気の悪化だけは防ぐことを目指すことになります。

　世の肝臓病医のなかでもまだこの点での理解が不十分な感があります。肝臓病の解説書でもいまだに治療というと安静，栄養からスタートする本もあります。なかには毎日の献立が写真入りで詳細に書かれているものもあり，まるで料理の教本のようです。もちろんウイルスの病気でも安静と栄養が不必要とは言いませんが，それで治るかといえば，その保証はありません。

　それにしても私には，肝臓病の治療の歴史が，肺結核の治療の歴史とダブって見えます。戦前は肺結核に対してはこれといった決定的治療はなく，社会から隔離され，安静と栄養のみの治療で運の良い者のみ結核菌に対して免疫力を獲得して結核菌を排除できるか，増殖を抑制することができて回復し

たのです。一見治癒にみえる陳旧巣が老齢になると活動性になることが多いことから，結核菌もなかなか排除できないことがわかります。おそらく老齢となり，免疫の力が落ちてきてしまって，結核菌が再び息を吹き返すのでしょう。もっとも，2年も3年も高原のサナトリウムに行って療養できるのは一部の特権階級で，大半の庶民は満足な治療を受けられず，バタバタ死んでいったのです。

　ところが，戦後有効な治療薬が開発されて事情は一変しました。例えば，若い方の結核の初感染の場合，結核予防法という法律があるため，排菌している場合は入院しなければなりませんが，排菌がなければ一般には入院せず働きながら治している人もいます。病気はそれ自体いやなことですが，さらに社会生活にも支障をきたし，昇進や雇用の機会を失い，以後の人生が狂ってしまうこともあります。働きながら治せるとすれば，その点での犠牲も少なくなります。私は慢性疾患の治療のゴールはここにあると考えています。

　肝臓病の治療の歴史もこの肺結核の治療の歴史を追っているように見えます。私が肝臓病を専門に決めた昭和50年ごろは他の専門の人からは「あんな寝てるしか治療のないつまらない病気をよく選んだね」とからかい半分に

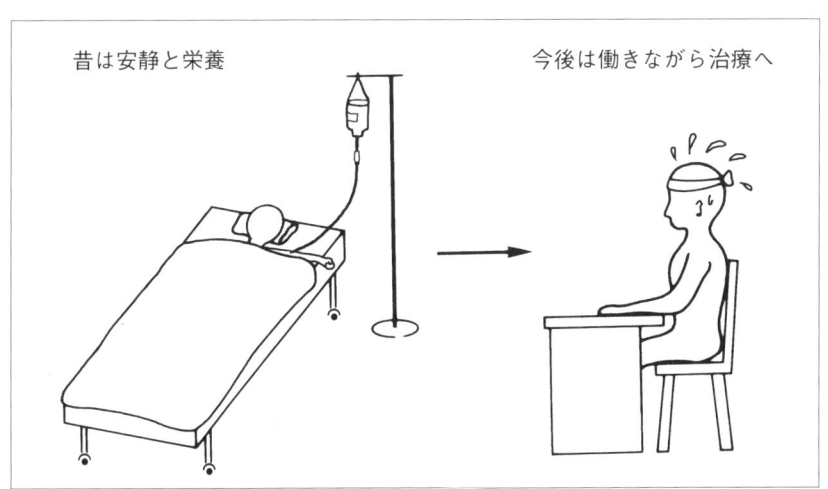

図4　肝臓病の治療

冷やかされたものでした。確かに当時はまさに"安静と栄養の時代"で，慢性肝炎といえばGOT，GPTが200U/l以上に上昇すると機械的に入院し，安静と高蛋白，高カロリー，ビタミン入りの点滴500mlを1日1本という効くのか効かないのかわからないような治療が標準的でした。1カ月も寝ていると自然にGOT，GPTが低下しますから，両者が100U/l以下になれば退院・社会復帰しますが，そのうちにまた200U/l以上になって入院，というように入退院を繰り返すうちに会社のほうも「仏の顔も三度」ということになって会社を辞めざるをえないようになる——当時は結構こういう悲劇も多かったのです。その当時はすでにB型肝炎ウイルスの存在はわかっており，ウイルス肝炎という概念も確立していましたが，まだウイルスと闘うという治療はなかったのです。また，C型肝炎は非A非B型肝炎と呼ばれ，その正体もまったく不明でしたから，治療もお手上げでした。

　治療の歴史が大きく変わったのは，1989年にC型肝炎ウイルスが発見され，それにインターフェロンが効くことがわかってからだと思います。つまり，インターフェロンによってウイルスを追い出すことができればC型慢性肝炎が治るということがわかって，要するにウイルス肝炎とはウイルスとの闘いだということがはっきりしたのです。もちろん，B型慢性肝炎でもインターフェロンは使われていましたが，保険で認められている1カ月間程度のインターフェロン投与はあまり効きませんでしたし，そもそもわが国や東南アジアのB型肝炎ウイルスキャリアではどのような治療を行っても，B型肝炎ウイルスの排除はできませんので，ウイルスと闘うという感覚がつかみにくかったのです。

　残念ながらインターフェロンは副作用が激しいわりには有効率が低いという欠点があります。また，注射剤であるため初期は毎日注射する必要もあって入院を余儀なくされる場合もあります。この点では，すべての治療を外来で，働きながら受けるという慢性疾患の治療薬としては不十分なものです。米国ではエイズ治療薬の開発に巨費を投じた結果抗ウイルス薬の開発能力が飛躍的に高まっていますので，近い将来有望なC型肝炎の経口治療薬が開発されるでしょう。そうなると，外来で働きながら半年～1年間経口薬を服用するだけでC型肝炎が完治するという時代が来るかもしれません。

一方，B型肝炎治療はすでにエイズ研究の恩恵を明確に受けており，ラミブジンという1日1回服用すればほぼ完全にウイルスの増殖を抑える薬が開発されています。さらにヘルペスの薬でファムシクロビルという薬に抗ウイルス効果が認められており，将来はアデフォビルという強力な経口薬が登場予定ですので，B型慢性肝炎では近い将来働きながらの外来治療が主流になると思います。

5 ▶▶▶▶▶▶ ウイルス肝炎のいろいろ

　肝臓に障害をもたらすウイルスには**表2**のように多くの種類があります。このうち◎をつけたものがわが国で頻度も高く，疾患としても重要です。それぞれ特徴があり，ウイルス肝炎を理解するのにも大切ですので，まず，ウイルス別にざっと説明し，その後に急性肝炎，劇症肝炎，慢性肝炎と疾患別に説明します。

● A 型肝炎

　A型肝炎ウイルス（HAV）の感染により発症します。このウイルスはエン

表2　肝炎を起こすウイルス

ウイルス名		種別	感染経路
◎ A型肝炎ウイルス	（HAV）	RNAウイルス	経口
◎ B型　〃	（HBV）	DNAウイルス	血液・体液
◎ C型　〃	（HCV）	RNAウイルス	血液
D型　〃	（HDV）	RNAウイルス	血液
E型　〃	（HEV）	RNAウイルス	経口
F型　〃	（HFV）	？	
G(GB)型　〃	（HGV）	RNAウイルス	血液
TTウイルス	（TTV）	DNAウイルス	血液・経口
◎ エプスタイン・バーウイルス	（EBV）	RNAウイルス	飛沫（性交）
単純ヘルペスウイルス	（HSV）	DNAウイルス	
サイトメガロウイルス	（CMV）	RNAウイルス	

テロウイルスといって経口感染し，腸管で増殖します。その後肝臓に感染が移行し，肝炎の原因となります。昔の小児麻痺の原因であったポリオウイルスもエンテロウイルスですが，これは腸管で増殖したあと，脊髄にある前角細胞に感染し，これを破壊します。もっとも，ポリオウイルスに対するワクチン接種の普及により，この病気もほとんど消滅しました。その他，夏かぜの原因ウイルスのなかにもエンテロウイルスが含まれています。

経口感染ですので，上水道の設備が不十分だった時代は井戸水や簡易水道を介して感染し，患者が水系に沿って多発したこともありましたが，現在ではそのようなことはなくなりました。また，理由はわかりませんが，初春から初夏にかけて散発的に発生します。昔はカキが原因といわれていましたが，これはカキを人糞で養殖した時代があったからで，現在ではそのようなことはないようです。しかし，一般には魚介類の生食後に発症することが多いようです。

また，東南アジアにも蔓延していますので，旅行の際には生水や生の食物の摂取には注意が必要です。たとえ熱を通していても食器に付着している可能性があります。よくテレビのレポーターが街頭で立ち食いをしていますが，見ているこっちがA型肝炎にならないかハラハラします。生水に気をつけてミネラルウォーターを飲んでいたけれど氷を入れたらそれにウイルスが入っていてA型劇症肝炎になったという笑えない話も知られています。

症状は派手だが治りやすい

A型肝炎は初期に38℃以上の発熱があり，かぜと間違えられることがあります。本来かぜとは上気道の炎症を主徴とする病気の総称ですから，咽頭炎や喉頭炎による痛み，せき，痰などの自覚症状，咽頭，喉頭，扁頭の発赤，腫れなどの他覚症状を確認しなければ軽々しくかぜと診断すべきではないのです。肝炎では普通のかぜと違って初期から尿が濃くなるので，見分けることも可能です。そのうち全身倦怠感，食欲不振，黄疸などの肝炎特有の症状が出てきます。

一般にA型肝炎は症状が派手ですが，治りやすいのが特徴です。その理由ですが，おそらくA型肝炎ウイルスは感染を受けた人（宿主）の免疫を

強く刺激し，排除反応を引き出しやすいためと考えられます（図5参照）。肝炎で症状が強いということは一般に強い排除反応が働いていると考えてよいと思います。この反対がC型急性肝炎で，症状は穏やかですが，排除反応が不十分で慢性化しやすいのです。

経過・予後 ── 治るのであまり神経質にならずに

　排除反応が強く起こるためA型肝炎は慢性化しません。このことからわかるように肝炎の慢性化とは結局ウイルスが排除されずに増殖を続けるということです（持続感染と言います）。慢性化しないとすれば，急性肝炎として治ってしまうか，劇症化して死亡するかですが，A型肝炎は劇症化する確率が低いし，劇症化しても治りやすいので，B型，C型ほどの心配はいりません。あとで詳しく述べますが，急性肝炎で治るか，劇症肝炎にまで進展す

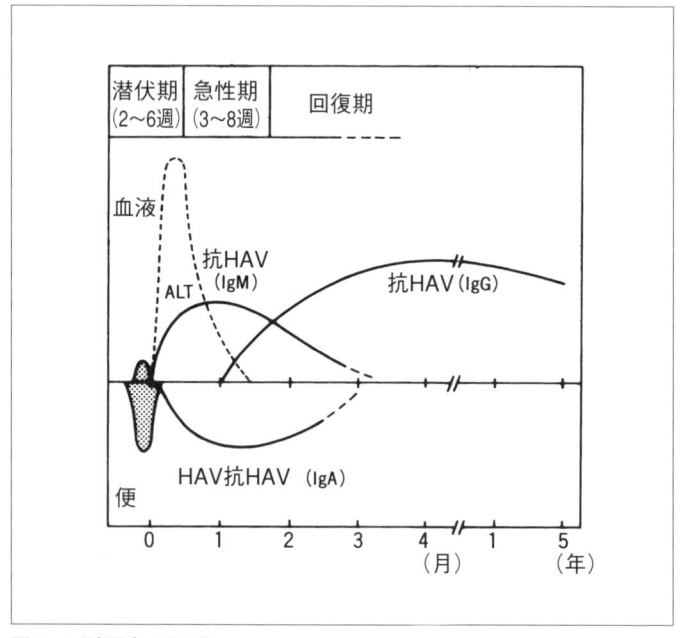

図5　A型肝炎の経過

るかはウイルスの感染がどれくらい肝臓の中へ拡大するかによって決まるので，A型肝炎ウイルスのように排除が速いウイルスの場合，感染が拡大しないうちに排除されてしまいますので，劇症化しにくいし，予後も良いのです。事実，私の施設でのA型劇症肝炎は全例救命されています。

ですから，A型肝炎と診断がつくと，よほど重症ではないかぎり，私たちの病院では入院させません。というか，私たちの病院は入院待ちの患者さんが常時60人以上待っていますので，入院していただけないのです。治療も自宅で休養していただく以外は特別な治療を伴いません。厳密に言うと，本当に安静にする必要があるかも科学的には証明されていません。たとえば，朝鮮戦争の際に米軍キャンプでA型急性肝炎が大流行したため，患者を4群に分けて（1群：安静と高カロリー，高蛋白，2群：安静と通常食，3群：通常の労働と高カロリー，高蛋白，4群：労働と通常食）比較したところ，4群とも回復の点で大差がなかったという結果が報告されています。

どうせ放っておいても治る病気ですから，あまり神経質になる必要はないでしょう。

● B型肝炎

B型肝炎はB型肝炎ウイルス（HBV）の感染によって起こる病気です。HBVはヘパトナウイルスというウイルスの一員です。このウイルスはリスなどのげっ歯類や北京ダックに感染しています。人間のHBVはチンパンジーかマーモセットという動物にしか感染しません。HBVは肝炎ウイルスのなかで最も早く見つかりましたので（1963年），最も精密に分析されています。このウイルスはこのウイルスを保有している人（キャリア）から血液を介して感染します。HBe抗原陽性といってウイルスの増殖力が激しい人の場合は血中のウイルス量が1mlあたり最大10億個くらいになりますので，感染する可能性がそれだけ高くなります。

感染経路と感染の特徴

昔の売血時代は輸血によりB型肝炎が多発しました。その後献血制度へ

の切り換え，HBs抗原による供血者スクリーニングの開始に加えて，最近はHBc抗体によるスクリーニングも加わりましたので，輸血後のB型肝炎はほぼ消滅したと言ってよいと思います。

一方，血液の中に大量のウイルスが存在するとそれが体液にまでしみ出してきます。精液や腟液，唾液にも出現します。そのためセックスや，まれにはキスでも感染することがあります。

従来は輸血以外に予防注射，鍼(はり)治療など多彩な感染ルートがありましたが，わが国の公衆衛生レベルの向上によりそれらのルートによる感染が消失しつつあり，最近の若い人の急性B型肝炎はHBVキャリアをセックスパートナーとした感染が相対的に増加しています。もっとも，母児感染予防がほぼ完璧に行われるようになって15年経過し，15歳以下のHBVキャリアはまれになりましたので，もう10年もすればこのルートでの感染も消滅し，わが国から急性B型肝炎は消滅することになると思います。

セックスによるB型肝炎の感染を防ぐ最も良い方法は，結婚を意識したらHBVキャリアの方は相手にそのことを打ち明け，HBグロブリンとワクチンを注射してもらうことで，前者の注射により即時に，後者の注射により永続する免疫が得られて相手への感染を防ぐことができます。ただし保険がききませんので費用が10万円ほどかかります。

HBVキャリアの方で他人への感染を心配される方もおられますし，その逆の場合もあるのですが，血中のウイルス量が多いといっても通常の交際や仕事関係などでは感染することはありません。また，母児以外の家族内感染もまれです。さらに，経口感染はしませんので食器を別にする必要もありません。ただし，父子，兄弟でひげ剃りを共用することは避けたほうがよいでしょう。一時，HBVキャリアは恐いという過剰な反応から，職場や学校でキャリアの方が差別されるという事態をまねいたことがありましたが，これは上述のようにまったくいわれのないものであり，厳に慎まなければなりません。

わが国には，東南アジアに買春目的で出かける不心得者がいますが，抗体をもっていない人では帰国後B型急性肝炎を発症する例もあります。A型であれば同情されますが，B型では同情されませんし，場合によっては家庭争

議のもとになります。

　HBVの感染で奇妙な点は，感染した宿主の免疫状態によって急速に排除されたり，排除されずにキャリア化したりと分かれる点です。わが国や東南アジア諸国では，だいたい4歳くらいまでに感染するとキャリア化することがわかっています。母児感染の多くは分娩時の産道感染で感染します。しかし，東南アジアなどでは母親以外からのルートからでも感染します。母児感染を垂直感染，それ以外を水平感染と呼ぶこともありますが，一般には垂直感染は水平感染に比べて治りにくいといわれています。4歳を過ぎるとキャリアになる可能性は低くなり，10歳を過ぎて感染しても原則的にはHBVを急速に排除してしまい，キャリア化はしません（図6）。

　一方，欧米にはキャリア・マザーがほとんどいませんので母児感染はほとんどなく，成人の感染によりキャリア化します。これは欧米人の場合HBVに感染する人たちというのは，ホモセクシュアルや麻薬常習者などで，大半がHBVと同時にHIVつまりエイズウイルスに感染するので免疫力が低下し

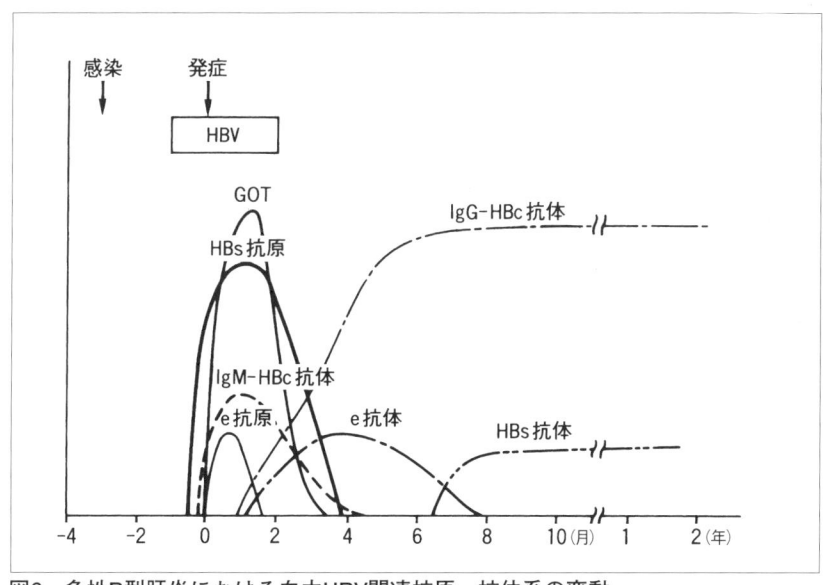

図6　急性B型肝炎における血中HBV関連抗原・抗体系の変動

ます。だから成人でもキャリア化します。一般に成人後にキャリア化した場合は治療に反応しやすいのです。こんなところにもわが国と欧米の疾患構造の差が現れています。

肝炎発症のメカニズム

　感染を受けたばかりの乳幼児の肝臓には大量のウイルスが住みついて盛んに増殖をしています。血液の中にも大量のウイルスがいますが，通常肝炎は起こっておらず，よってGOT，GPTの値は正常です。この状態の人を無症候性キャリアと呼びます。そして，この状態が思春期ごろまで続きます。

　そもそも肝炎とは感染を受けた個体がその感染しているウイルスを排除する目的で自らの肝細胞を壊す現象なのです。この壊す役目を果たすのが細胞傷害性Tリンパ球（cytotoxic T lymphocyte：CTL）と呼ばれる自分のリンパ球です。このCTLは感染を受けた肝細胞表面に現れるウイルス関連抗原（B型の場合はHBコア抗原［HBc抗原］と考えられています）を標的にして肝細胞を壊します。

　幼児は一般に自己と他者の区別がつきにくいとされます。確かに小児は自分の玩具と他人の玩具を区別なく使ってしまいます。ですから身体に入ってきたHBVを他者として区別せず，免疫反応を起こさない，つまり排除反応としての肝炎を起こさないのです。そして，徐々に成長して思春期ごろになると「自己の確立」が起こってHBVを「他者」として認識するようになり，排除しようとします。つまり肝炎が起こってきてGOT，GPTが高値になります。

　そして，この肝炎をきっかけとして85％の人において，HBVは排除はできませんが，ウイルスの増殖が自然かつ突然に停止する状態になります。このときにそれまで陽性であったHBe抗原という抗原が陰性化し，HBe抗体が陽性化します（図7参照）。これをHBe抗原系のセロコンバージョンと呼び，治療の一つの目標になっています。残りの15％のうち5％の方では一生肝炎が起こらず無症候性キャリアの状態が続きます。そして10％の人では肝炎が進行して肝硬変から肝癌へと進展します。

　そしてこの宿命を決定する要因がウイルス増殖の持続です。つまり，この

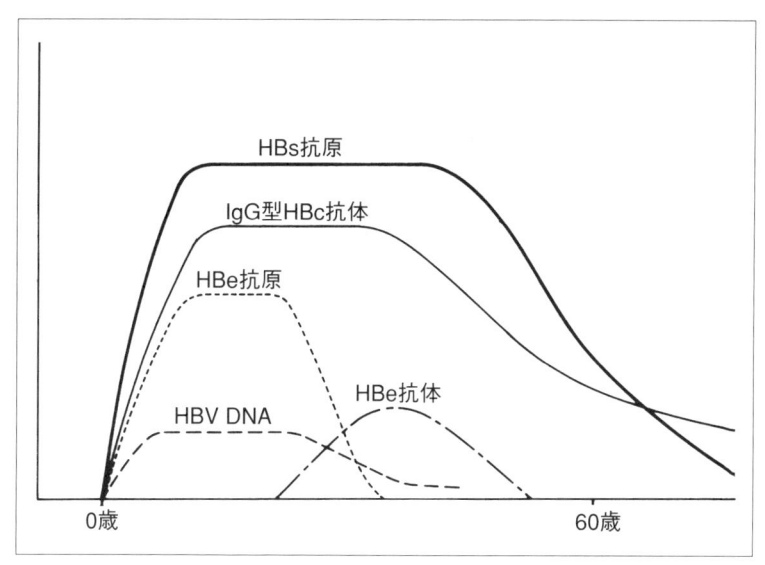

図7 HBVキャリアにおける血中HBVおよび関連抗原・抗体系の変動

10％の人では何とかウイルスの増殖を止めようとして自分で自分の肝細胞を壊すのですが，その止めようとする力（免疫圧力）よりもウイルスの増殖力が強いと，ウイルス増殖が止まらず，いつまでも肝炎が続くことになります。だから，この場合の治療とはいかに宿主側の免疫圧力を高めるか，ウイルスの増殖力を弱めて二度とウイルスが増殖しないようにしてしまうか，ということになります。

以前はHBe抗原系のセロコンバージョンが起こればそのような状態になると信じられていたのですが，近年HBe抗原が陰性化しても肝炎が良くならない症例が存在することが知られるようになりました。そのような人では血中にもまだHBVが存在しているのです。このウイルスは変異株といってHBe抗原を作らないためHBe抗原が陰性でも増殖しています。そして，増殖力が強い場合は肝炎も進行的でHBe抗原陰性にもかかわらず，肝硬変，肝癌に進行します。ただし，わが国の症例ではHBe抗原が陰性化すればウイルスの増殖力は残っているものの，その力はHBe抗原陽性の場合に比べて大幅に落ちていますので，大半の症例ではHBe抗原系のセロコンバージ

ョンが起これば肝炎は鎮静化します。ですから，現在でも HBe 抗原系のセロコンバージョンが治癒のための第一歩であることには違いありません。

このように 85％の人は肝炎をきっかけに突然ウイルスの増殖が止まってしまいます。そのときちょうど降伏して白旗を掲げるように，HBe 抗原系のセロコンバージョンが起こります。この状態は宿主側の免疫圧力によってウイルスが抑えつけられて動けなくなっている状態です。たとえて言えば，孫悟空がお釈迦様との競争に負けて 3 つの山を肩に乗せられてついにつぶれて動けなくなった状態に似ています。そして大半の人でウイルスは肝臓に居残っていますが，もはや増えることができなくなり，肝炎も鎮静化し無事一生を終えることができます。

しかし，この免疫圧力をかけている「山」を取り除くとウイルスは再び息を吹き返して増殖を始めます。臨床で最もしばしばみられる，この圧力を取り除く事例は，免疫を抑制する薬，つまり免疫抑制剤の投与によりみられます。有名なものとしては膠原病に使う副腎皮質ステロイド剤，移植に使うシクロスポリン，それから制癌剤などです。特に悪性リンパ腫のような血液の癌では多剤併用といって多種類の制癌剤を使用しますので，それまでウイルスが肝臓にいるだけであたかも治っているようにみえていた無症候性キャリアでもその使用後に突然ウイルスが増え出し，肝機能も悪化して，ついには劇症肝炎を発病する人もいます。特に副腎皮質ステロイド剤にはそれ自体 HBV の増殖を高める作用があります。

このように HBV キャリアはいかに治癒にみえるほど肝機能が完全に正常化し，血中からウイルスが消失し，それが何十年も続いたとしても，肝臓の中にはウイルスはい続け，宿主の免疫力の低下により再び増殖し，肝炎が悪化する可能性があることは知っておかなければなりません。

● C 型肝炎

C 型肝炎ウイルスと感染

C 型肝炎は C 型肝炎ウイルス（HCV）の感染により発症します。このウイルスはフラビウイルスの仲間で，この仲間はウシの口蹄疫ウイルスやウシ

下痢ウイルスなど動物に感染するウイルスや，あとに述べるG型肝炎ウイルスも入っています。

　このウイルスもHBVと同様，このウイルスを保有するキャリアから血液を介して感染します。しかし，B型のキャリアと比べると血中のウイルス量が少ないので（最大でも1mlあたり数百万個），B型肝炎のときのようにセックスなど血液や体液に直接触れないルートでの感染の可能性は少ないと考えられています。例えば夫婦間の感染も一生を通じて数％，母児感染も同じくらいといわれています。

　そんなに感染力が弱いのにわが国では人口の約1.4％がHCVを保有しています（HBVキャリアは1.6％）。この理由は昭和30年ごろから40年代にかけて「大輸血時代」とも言いうる輸血乱用時代があったからです。輸血は出血などによって血液を失ったときにその補給の意味で行う緊急的医療行為ですが，その当時はより積極的に今なら首をかしげるような疾患にもどしどし輸血をしたのです。私事で失礼ですが，私は幼いころ周期性嘔吐という病気でしょっちゅう吐いては脱水症になっていたのですが，その一番重症になったときに近くの開業医の先生の判断で父親の血液を輸血されて元気になったと聞かされています。この時代に輸血をうけて30〜40年たった現在C型肝硬変や肝癌を発症している人が多いのです（図8参照）。

　しかし，現在C型慢性肝疾患になっている人のうち輸血歴がはっきりし

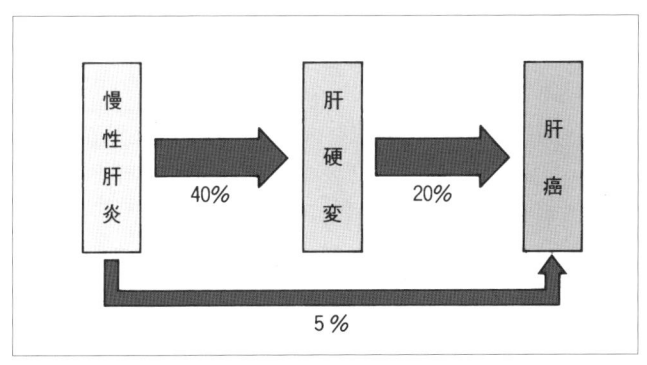

図8　C型慢性肝炎の自然経過

ている人は全体の40％にすぎません。残りの人たちはどのようなルートで感染したのかはっきりしませんが，入れ墨，鍼治療，小児期の予防注射（昔は針を変えずに打っていました）などが考えられます。歯科医にC型肝炎の方が多い点をみると，あるいは過去の歯科治療も感染の原因になっているかもしれません。

　最近，供血者に対する第二世代HCV抗体のスクリーニングが行われるようになって，それまで年間16万人発生していたC型輸血後肝炎は数百人レベルまで減少したといわれています。また，それ以外のルートも感染の可能性が知られるようになってから感染防御が徹底してきているので，やはり激減していると思います。ということで，現在どこの病院でもC型肝炎の新発生は極端に少なくなっており，この病気もわが国からは消えていく運命にあると思います。特に若い人のC型肝疾患はほとんどみられなくなりました。

　一方，米国では麻薬常習者にC型肝炎が蔓延しており，年間約3万人ずつ患者数が増え続けており，深刻な社会問題となっています。エイズに対してはラミブジン，プロテアーゼ阻害剤，AZT（アジドチミジン）などのカクテル療法で治療の見通しが立ったためか，米政府はC型肝炎治療に高額の研究費を投入する予定とのことですから，この分野もまもなく米国から大きな進歩が伝えられるかもしれません。

慢性化率の高いことが特徴

　HCV感染の特徴は慢性化率が高いことで，これはB型と異なり，成人でも高率に慢性化します。輸血後で70％，他のルートで40％程度といわれています。この理由も十分解明されていないのですが，考えられるものとして一つは，HCVはHBVと異なりRNAウイルスですので，どんどん変異しますから，せっかく免疫系が抗原を認識して排除反応を作動させるころには抗原部分の遺伝子が変異して抗原性が変わってしまい，排除の対象にならなくなってしまっていること，2つめには，HCVの遺伝子構造と人間の遺伝子構造とで似ている部分があるために他者として認識しにくく排除されにくいこと，3つめには，HCVの作るいろいろな蛋白の中に人間の免疫反応を妨害するものがあることなど，さまざまな説が想定されています。HCV感染

が臨床的に問題を起こす最大の問題がこの高率の慢性化ですから，この点が早く解明され対策が立てられることが期待されます。

　また，B 型慢性肝炎の場合は HBe 抗原のセロコンバージョンという突然ウイルスの増殖が止まってしまう奇妙な現象がありますが，C 型慢性肝炎の場合はそのようなことがなく，常にウイルスは増殖しています。このことと慢性化しやすい事実を考え合わせると，HCV の増殖は宿主の免疫圧力を受けにくいことを意味し，これが C 型肝炎の治療を B 型より困難にしています。ウイルス増殖が止まらないため C 型肝炎は B 型肝炎より進行的で，HCV 感染を受けた人の約 4 割が肝硬変にまで進行し，1/4 の人が発癌します。わが国の肝癌を原因別にみると C：B：原因不明＝ 7：2：1 で圧倒的に C 型が多いのです。C 型肝炎が恐れられている理由がここにあります。

悪化は免疫力の低下と関係？

　すでに述べましたように，肝炎とは，感染を受けた肝細胞を自ら破壊して感染している原因ウイルスを排除しようとする反応ですから，その反応は免疫活力の強い若い人に強く現われると考えるのが普通です。確かに B 型慢性肝炎では若い人ほど急激に悪化しやすい代わりにセロコンバージョンも起こしやすい傾向があります。そして，年齢とともに徐々に肝炎の活動性は低下する代わりに治りにくくなります。ところが，C 型慢性肝炎はむしろ免疫力が低下してくると思われる 50 〜 60 歳代にかけて悪化します。後で述べる自己免疫性肝炎もこの年齢から発症しますので，何らかの共通の現象を見ている気もします。

C 型慢性肝炎の悪化期とその特徴

　この悪化の時期を見分ける方法としては，それまで 50U/l 以下に落ち着いていた GOT，GPT の値が徐々に上昇し，100U/l 以上になり，そのまま低下しなくなります。これが悪化期の第一の特徴です。次いで，肝臓の蛋白質を作る力をみる検査の一つであるコリンエステラーゼ（ChE）の低下が始まります。これは肝炎が活動性となり，リンパ球が活発に肝細胞を壊すために肝細胞全体の量が減ってきたことを意味します。次いで血小板の数が減ってき

ます。

　血小板の数の減る病気はいろいろありますが，肝臓病の場合は病気が進行して肝硬変に近づくと目立って減ってきます。その理由ですが，肝臓が硬くなってくると消化管や腹部の諸臓器から肝臓に血液を送っている門脈が肝臓を通りにくくなり内臓に滞ってきてしまいます。脾臓を通った血液も門脈となって肝臓を通りますので，脾臓にも血液が貯留して脾臓は大きくなります。脾臓の元来の機能は赤血球，白血球，血小板などの血球成分を破壊することですから，脾臓に血液が貯留すると貯留した血球を破壊します。この場合まず血小板が減り出し，次いで白血球，赤血球の順で減少しますので，慢性肝炎では血小板のみ減少し，病気が進行して肝硬変になると白血球，赤血球まで減少しています。

　血小板数の正常値はだいたい15万～40万個/mlです。肝硬変では10万以下，慢性肝炎では10万～15万の間といわれますが，それほど厳密なものではありません。一時，血小板が減ると肝癌になるといわれて患者さんたちが神経質になって，医師に自分の血小板数を問いただすという，医師にとっては不愉快な事態が起こったことがあります。しかし，血小板数の低下は必ずしも肝臓病を原因とするだけではなく，特発性血小板減少症のような血液の病気でも起こりますし，この疾患の合併も慢性肝炎，肝硬変ではよくみられますので，あまり血小板数にとらわれてノイローゼのようになる必要はないと思います。要するに血小板は肝臓病の進行を反映して減少するわけですが，肝臓病の進行を診断するマーカーはあとで述べるように血小板以外にも多数あり，私たちはすべてをみて総合的に肝炎の進行度を診断します。この点からも血小板の値のみに重きを置くのは「木を見て森を見ず」ということになりかねません。

悪化期と発癌

　「悪化期」の確定は最終的には肝生検で行います。この検査についてもあとで触れますが，これにより肝炎の活動性をみることが大切です。活動性とは火事になぞらえれば火の強さ（火勢）のようなもので，これを現在の新犬山分類ではA因子（activity，活動性）として0～3に分類していますが，A_3

が最も激しい活動性を意味しています。もう1つ，火事の場合ならすでにどのくらいまで焼けてしまったか，という進行度を表現する方法としてF因子（fibrosis，線維化）0〜4に分類しています。F_3までが慢性肝炎で，F_4が肝硬変です。最も肝硬変になりやすい状態はA_3，F_3で，こうなるともうあとがありません（P.63 図12）。早く病気の進行をくい止めないと肝硬変になってしまいます。

　もう1つ，この時期の肝生検で得られる重要な情報として発癌確率についての情報があります。これは昭和大学第二内科の柴田実先生が見出した重要な所見です。一般に肝癌はいきなり出現するのではなくその前段階を踏まえて発癌します。具体的には不規則再生→結節性過形成→異型結節性過形成→高分化型肝癌→低分化型肝癌という順になります。

　高分化肝癌は一般に悪性度が低いため，この段階では癌としての増大は遅いのですが，これが直径2cmくらいまでの大きさになると，その中心に低分化型といって悪性度の高い癌が発生します。この癌は増大速度が速いためたちまち癌は大きくなります。現在肝癌の治療はずいぶん進歩しましたが，それでも発癌してしまうと5年以上の生存はきわめて難しくなります。何とか発癌が予防できればC型慢性肝炎や肝硬変の患者さんの予後は改善されるでしょう。

　このために発癌予防の試みが始められています。その詳細は治療の章で述べますが，この場合なるべく発癌の初期段階で発癌の予知をする必要があります。肝生検の必要はありますが，この点で不規則再生という発癌の初期段階を把握することがきわめて重要です。つまり不規則再生という所見をみた場合は近い将来かなり高い確率で発癌するおそれがありますので，何らかの方法を講じてそれを阻止しなければなりません。発癌阻止の方法は最近の研究でだいぶ明らかになってきましたから，早い時期に発癌を阻止することによりC型慢性肝炎の予後は飛躍的に改善すると思われます。肝生検の技術も最近は進歩し，1泊するだけで簡単に終わりますので，なるべく受けられたほうがよいと思います。入院費の高い米国では肝生検は外来で行い，その日は病院の近くのホテルに泊まって次の日にチェックしてもらって帰ることが一般的ですから，それほど恐い検査ではありません。これもあとで説明し

ます。

● D 型肝炎

　わが国に多いウイルス肝炎はA型，B型，C型で，残りは少ないか，重要度が低いので簡単に説明します。

　D型肝炎は元はデルタ肝炎と呼ばれていました。イタリアで最初に見つかったことでわかるように地中海沿岸から中近東に広く分布します。移民の国，米国はもちろん多く，おそらく近世の大航海時代に東南アジア，台湾，沖縄にまで広まったと思われますので，鎖国していたせいか，わが国にはほとんど患者はいません（私自身は1例だけ経験しています）。

　D型肝炎はD型肝炎ウイルス（HDV）の感染によって起こります。このウイルスはRNAウイルスですが一種の欠陥ウイルスで，HBVの存在がないと増殖できません。ちょうどヤドカリのようにHBVの表面抗原（HBs抗原）に包まれて存在します。

　HDVはHBV感染に合併してB型肝炎を悪化させます。2つのウイルスが同時に飛び込んでくることもあれば，HBVキャリアや慢性B型肝炎患者にHDVが重感染することもあります。前者の場合は劇症肝炎のような急性の重症な肝炎になりますし，後者では重症になることもあれば，肝炎の進行がスピードアップして肝硬変や肝癌に急速に進行することもあります。いずれにせよ，欧米では重症なB型肝炎例をみた場合はHDVの重感染を疑うことが常識になっています。

● E 型肝炎

　東南アジア，特にインド，バングラデシュ，ミャンマーなどに蔓延しています。従来，A型肝炎と同様に経口感染し同様の病態を示す肝炎が存在することが知られていましたが，その本体がE型肝炎ウイルス（HEV）です。HEVはHAVと同様RNAウイルスで，ときどき爆発的に流行します。予後は一般に良好で，ほとんどが急性肝炎として治癒しますが，どういう理由か

わかりませんが，妊婦の場合は 10％程度の方が劇症化します。わが国の一般的人口で E 型肝炎に対する抗体を調べたことがありましたが，上記の流行地を旅行した人以外ではほとんど陽性者はいなかったとのことで，わが国では心配する必要のない肝炎と言えます。

● G 型肝炎

GB 型肝炎とも言います。C 型と同様血液を介して感染します。G 型肝炎ウイルス（HGV）は劇症肝炎の原因となりうることを私が発表して一時話題になりましたが，追認する成績が発表されず，現在ではあまり問題にされなくなりました。C 型と同様で慢性化する可能性があります。C 型肝炎ウイルスと同様フラビウイルスという RNA ウイルスに属します。

● TT ウイルス

TT ウイルス（TTV）は経口でも血液を介しても感染します。日本で初めて分離同定されたためにわが国の肝臓専門医の期待を一身に集めたのですが，その後一般の非肝疾患患者も高率に感染していることが認められて，肝炎ウイルスとしての価値が急降下しました。現在まだ検討が続けられていますが，臨床的インパクトはそれほど大きくないかもしれません。このウイルスによる肝炎も慢性化します。

●その他の肝炎ウイルス

輸血に際しての HBV，HCV のスクリーニング検査が開始されて以来，わが国では少数の C 型肝炎を除いてほとんど輸血後肝炎は消失しました。この意味はたとえウイルスが輸血により感染したとしても肝炎として，つまり身体症状として，あるいは GOT，GPT の上昇としては把握されないということです。HBV と HCV を除外してしまえば，血液を介する肝炎ウイルスには目ぼしいものはもう残っていないということです。G 型肝炎ウイルスも

TTウイルスも結局臨床的には大きな意味をもたず，患者さんには直接関係をもたずに終わってしまいそうなのもこの理由によります。

　しかし，意味のある新しいウイルスがまるで見つかりそうもないわけではありません。というのも，小児の劇症肝炎の場合も大半はウイルス性であろうと推定されていながら，約80％の症例では原因ウイルスが見つかっていないのです。このウイルスは重症の肝炎を起こしうるわけですから，これが見つかれば臨床的なインパクトは大きいと思われます。また，成人の劇症肝炎にも一部原因不明のウイルス肝炎があります。TTウイルスを見つけたサブトラクションPCRという斬新な研究法を用いれば見つかると思うのですが，まだ行われていません。

6 ウイルス肝炎の検査

●ウイルス学的な検査（表3）

A型肝炎

　東南アジアなどA型肝炎の流行地では多くの住民は幼少時にA型肝炎の感染を受けています。感染を受けるとその"記憶"として抗体をもつことになり，それによって通常は二度とA型肝炎に罹患することはなくなります。この際に"記憶"として残る抗体はIgG型HA抗体というものです。ですから感染の蔓延地ではある程度の年齢になれば大半の人はこの抗体をもっていますので，この抗体の保有の有無では現在発症している肝炎がA型かどうかの診断がつきません。

　一方，A型の抗体にはIgM型の抗体もあって，この抗体は感染後早期に出現し，3～6カ月で消失します。ですから，この抗体（IgM型HA抗体）が陽性であれば，現在の肝炎がA型肝炎と診断できることになります。

　わが国も従来はA型肝炎が多発していたのですが，公衆衛生レベルの向上，特に上下水道の完備により，最近は減少してきました。これにつれてIgG型HA抗体の保有者が減少してきており，若い人はほとんどもっていません。この人たちが東南アジア諸国などへ行って生ものや水からA型肝炎に感染しています。通常A型肝炎の潜伏期は1カ月程度ですから，多くは海外旅行から帰国してから発病します。したがってこれを「輸入肝炎」と呼ぶことがあります。

表3　ウイルス肝炎におけるウイルスの確認

1) A型肝炎
　　HA抗体（ほとんどIgG型抗体）　過去の感染
　　IgM型HA抗体　　　　　　　　　最近の感染
2) B型肝炎
　　HBs抗原　　　　　　　　　　　HBVの存在
　　HBs抗体　　　　　　　　　　　過去の感染
　　HBe抗原　　　　　　　　　　　HBVの旺盛な増殖
　　HBe抗体　　　　　　　　　　　HBVの増殖の鎮静化
　　IgM型HBc抗体　　　　　　　　最近の感染
　　HBc抗体（低値）　　　　　　　過去の感染
　　HBc抗体（高値）　　　　　　　キャリア状態
　　HBV DNA（高値）　　　　　　 HBウイルスの旺盛な増殖
　　HBV DNA（低値）　　　　　　 HBウイルスの増殖の鎮静化
3) C型肝炎
　　HCV抗体　　　　　　　　　　（ほとんど）現在の感染
　　HCV RNA（高値）　　　　　　 HCVの旺盛な増殖
　　　　　　　　　　　　　　　　インターフェロン難治性
　　HCV RNA（低値）　　　　　　 HCVの増殖力弱
　　　　　　　　　　　　　　　　インターフェロン有効性
　　セログループ（ゲノタイプ）　インターフェロン有効性
4) D型肝炎
　　HD抗体　　　　　　　　　　　過去または現在の感染
5) E型肝炎
　　HE抗体　　　　　　　　　　　過去または現在の感染

B 型肝炎

　B型肝炎の診断の基本はHBs抗原の有無です。ただし，HBs抗原は急性感染の場合でも慢性感染（HBVキャリア）でも陽性になります。ときどきHBVキャリアが急に悪化して，あたかも急性肝炎のような病像を呈することがあります（急性発症）。あとで述べるように治療上は急性感染かキャリアかの鑑別は絶対的に重要ですので，この鑑別もまた重要です。一般にはこの鑑別にはA型肝炎のときに登場したIgM型の抗体で行います。HB関連の抗体にはHBs抗体，HBc抗体，HBe抗体がありますが，HBc抗体が最も早く陽性化しますのでこれを使います。急性感染ではA型肝炎の場合と同様，

早期からIgM型HBc抗体が陽性になります。ですから一般的にはHBs抗原陽性かつIgM型HBc抗体陽性であれば急性感染となります。しかし厄介なことに，HBVキャリアの急性発症の際にもIgM型HBc抗体が陽性化するので，この鑑別法は絶対ではありません。しかし，急性感染ではIgM型HBc抗体価がキャリアより高値のことが多いので，絶対値をみれば鑑別は可能です。

　もう一つ，IgG型のHBc抗体の値も両者を見分けるのに重要です。IgG型の抗体はメモリーのように"記憶"として残る抗体ですが，この抗体は頻回に抗原刺激を受けると抗体価が高値になるという特徴があります。一般にワクチンを2回も3回も接種するのはこの理由によります。何回かワクチンを打つことで抗体価を高めて感染に対する防御力を高めているわけです。HBVキャリアの場合，肝臓にウイルスが住みついているわけですから，当然頻回にHBc抗原の刺激を受けていますので，IgG型のHBc抗体価は高値を示しています。一般的にはHBs抗原陽性の血清を200倍に希釈してそれでも陽性であればHBVキャリアと診断しています。ただし，まれに急性感染でも200倍陽性になることもありますが，やはりキャリアほど高値にはなりませんので，この場合も絶対値をみれば鑑別は可能です。

　以上をまとめると，IgM型HBc抗体が高値でIgG型HBc抗体が200倍で陰性ならば急性感染，その逆であればHBVキャリアの急性発症となります。

　B型肝炎ではウイルスの増殖の状態を知ることは病気の状態や治療方法の選択のうえできわめて重要です。先ほどHBe抗原が陽性でHBe抗体が陰性の場合はウイルスの増殖力が強く，その逆になれば弱いかまったく停止していると述べました。もっとも，前述のように最近HBe抗原を産生しない変異株の存在が明らかになっており，HBe抗原が陰性化しても必ずしもウイルス増殖が弱まったことにはならないことがわかっています。

　このHBe抗原も最近は定量できるようになりました。HBe抗原の消失の目安としてこのHBe抗原の抗原価も重要です。高値の場合，陰性化への道のりも遠いことになります。またHBe抗体価も通常は抑制率が50％以上になると陽性と判定されますが，HBe抗原陽性に逆戻り（リバースセロコン

バージョンと言います）しない保証としては抗体価が90％以上に上昇することが必要です。また，陰性といっても0％と49％では意味が違います。ですから，HBe抗体陰性の場合でも抗体価をみる必要があります。

　HBVの増殖力の判定のためには血中のHBVのウイルス量を直接測定することが行われています。以前はHBV DNAポリメラーゼというウイルスの増殖に関係する酵素の活性が測定されていましたが，ウイルス量が10^6以上ないと検出されず，測定法が繁雑で値が不安定なために最近は行われなくなりました。その代わりに現在は血中のウイルス量そのものを測定するようになっています。現在のところ健康保険ではプローブ法とTMA法が採用されています。プローブ法は3.0pg/ml以上から陽性となり，そこからは定量的に検出されますが，1.0pg/ml＝82.5万コピー/mlと換算すると200万コピーぐらいウイルスが存在しないと検出できないことになります。TMA法は10^nと表現されますが，このnが3.7以上，つまり1万コピー弱/mlくらいから検出されますので，より鋭敏です。現在私たちはこの方法を日常標準的なウイルス定量法として採用しています。ただし，この方法も厳密なウイルスの存在診断としては感度が低いため，鋭敏な方法としてPCR法*による検出を行っています。最近real time detection（RTD）PCR法という優れた検出方法が開発されました。この方法はPCR法の原理を応用していますが，10^1～10^8の範囲で正確に定量できます。一般にPCR法を応用した定量法は正確でないことが欠点なのですが，この方法はその欠点を克服しています。ただし，残念ながらまだ健康保険が適用されていませんので，実費が1万6000円くらいかかります。ですから私たちは劇症肝炎などで正確にウイルス量を知る必要がある症例に使用しています。

C型肝炎

　C型肝炎のウイルス学的診断の基本はC型抗体です。第一世代は網羅性が低く70％程度の症例でしか陽性になりませんでしたが，現行の第二世代，

---

*PCR法：PCRはpolymerase chain reaction（ポリメラーゼ鎖反応）の略。試験管内でDNAポリメラーゼという酵素の反応を利用して，目的とする核酸を短時間で増幅させる（増やす）方法。現在では数時間で1億倍くらいに増幅させることが可能になっている。

第三世代の抗体系は網羅性が高く，慢性肝炎であればまず見落としはありません。ただし，感染後陽性化するのに最低 1 カ月はかかるので，急性感染の場合は診断には間に合いません。この場合は，より早期に陽性化する HCV RNA の有無で診断します。最も鋭敏な PCR 法で検出すると感染後 1 週間くらいで陽性化するといわれますが，現在健保適用となっている RT-PCR 法（定性）は感度が落ちるので陽性化には約 3 週間はかかってしまいます。それでも抗体よりはずっと早く陽性化します。急性 C 型肝炎は感染から発症までの潜伏期間が平均 2 カ月くらいですから，発症していれば HCV RNA は陽性となります。

HCV のウイルス量の測定法としては大きくプローブ法と RT-PCR 定量法があります。プローブ法はウイルス量が数万コピー/ml 以上にならないと陽性化しないという鋭敏度の低い定量法ですが，のちに述べるインターフェロン療法においてこの方法で定量した場合 1Meq/ml（0.5 Meq/ml 以上で陽性）以上ウイルス量が多いとインターフェロンが効きにくいことが知られているため，いまだに使用されています。RT-PCR 定性法は血中に 100 コピー/ml 以上 HCV が存在すると陽性と判定されます。定量法はそれより感度は低くなり，1000 コピー/ml から陽性化します。1000 倍を k と表示しますので，例えば 10 万コピー/ml であれば，100k コピー/ml と表示します。以前は 4000k コピー/ml ときわめて大量測定が可能なように表示されましたが，大量の場合は不正確なことがわかったため 850k コピー/ml 以上は定量されなくなりました。

また，HCV には異なる遺伝子構造をもつサブタイプ（ゲノタイプ）があります。現在国際的には 1a，1b，2a，2b，3a，3b と分けられており，わが国では 1b が 70％，2a が 20％，2b が 10％の頻度です。このうち 1b はインターフェロンが効きにくく，2a が最も効きやすく，2b はその中間といったところです。このようにゲノタイプを明らかにすることは臨床上重要なのですが，そのためには PCR 法でウイルスの核酸を増幅する必要があり費用がかかります。東京都臨床研究所の小原道法先生たちがこれを血清の分析によりセログループ 1 と 2 に分ける方法を開発しました。セログループ 1 とは 1a と 1b ですのでわが国は 1b となり，インターフェロンは効きにくく，セログ

ループ2とは2aと2bですのでインターフェロンは効きやすいと簡単に分類でき，費用も安いので健康保険の適用を受けました。ただし従来のPCR法ではセログループ2の場合，ウイルス量が実際よりも低く表示されましたが，この欠点も最近修正されました。

D型肝炎

外国ではいろいろな測定法が発達していますが，わが国にはほとんど症例がないので抗D抗体のみ測定されています。

E型肝炎

これもわが国に症例がないので，市販の測定系は存在しません。SRLなどの検査センターが抗体系を保有しています。

G型肝炎，TT肝炎

検査センターのなかには測定しているところもあるので，疑わしい場合にはPCR法によりウイルス核酸を測定しますが，健康保険の適用はありません。抗体系はまだ存在しません。

エプスタイン-バー（EB）ウイルス肝炎

既感染の人が多いのでIgM型の抗体を測定します。ヘルペスウイルス，コクサッキーウイルス，サイトメガロウイルスと同様にIgM型の抗体を測定します。

●肝機能検査

肝機能検査というとすぐにGOT，GPTが思い浮かびます。患者さんのなかにはGOT，GPTを几帳面に手帳に記録していて，その動きで一喜一憂している人もいます。確かにGOT，GPTは肝細胞破壊の程度を反映しますので大切な検査ですが，それだけを気にしていて肝炎が全体的にどの方向に向かっているのかという全体観をもたないと，「木を見て森を見ず」というこ

とになってしまいます。

　肝臓は血液量が多く，肝細胞は血液の中に浮かんでいるようなものですから，肝臓に起こる異変は血液のデータに反映しやすいのです。その点では必ずしもGOT，GPTのみが肝機能を表すわけではなく，その他の種々の検査データも肝臓病の診断に重要です（表4）。以上のことを頭に入れて読み進んで下さい。

GOT, GPT

　肝機能検査としてあまりにも有名です。GOT，GPTは肝細胞のうちの細胞質に浮かんでいる酵素です。ですから，肝細胞が破壊されると血中に放出されます。もっとも，胆石発作のときなどは肝細胞に破壊がなくともGOT，GPTが上昇します。これは肝細胞膜の透過性が変化して出てくるのだろうといわれています。GPTはほとんど肝細胞のみに分布しますが，GOTは肝細胞以外にも筋肉や赤血球などにも分布します。GOTがGPTに比べて著しく高値の場合は肝臓以外の原因を考えなくてはいけません。

　GOT，GPTはだいたい同じ動きをしますが病気によりある程度特徴的な動きをしますから，それをみることによって病気の診断ができることがあり

表4　各肝機能検査の意義

1) 肝細胞破壊の強さをみる
　　GOT（AST），GPT（ALT），LDH
2) 胆汁の流出の障害をみる
　　ALP（LAP），γ-GTP，総胆汁酸，直接ビリルビン，コレステロール
3) 肝臓の合成能をみる
　　プロトロンビン時間（PT），ヘパプラスチン試験（HPT），アルブミン，コリンエステラーゼ，コレステロール（エステル比）
4) 肝臓の解毒代謝能をみる
　　総胆汁酸，アンモニア，ビリルビン（直接/総（D/T）比），アミノ酸分画
5) 肝臓の血流量や線維化をみる
　　ICG，血小板数，ヒアルロン酸，P-III-P
6) その他
　　IgG，TTT，ZTT，RF

ます。

　正常人ではGOT，GPTともに正常域（＜ 30U/*l*）で，かつGOT＞GPTです。ともに正常域にあってもGOT＜GPTの場合は何らかの病変があることがあります。急性肝炎ではまずGOTが上昇し，遅れてGPTが上昇します。そしてGOTが先に低下して，遅れてGPTが下降します。そしてGOT＞GPTに戻ったところで治癒の判定をします。慢性肝炎では，理由はわかりませんが，9割の人がGOT＜GPTとなります。そして病気が進行して肝硬変に近づいていくと徐々にこの差がせばまってきて，肝硬変になるとGOT＞GPTとなります。肝硬変がさらに悪化して肝不全状態になるとやはりGOT＞GPTのまま，この差が広がります。肝癌を合併した場合もこの差が広がります。

　脂肪肝のうち太った人の過栄養性脂肪肝ではGOT＜GPTですが，アルコールが原因のアルコール性脂肪肝ではGOT＞GPTとなります。米国の大酒飲みに多いアルコール性肝炎ではGOTとGPTの差が大きくなります。

LDH

　LDH（乳酸脱水素酵素）もGOT，GPTと同様，肝細胞の細胞質に存在しているので，肝細胞が壊れると血中に放出されます。LDHもGOTと同様というか，それ以上に多数の臓器に分布していますので，GOT，GPTに比べてLDHが著明に高い場合は他の臓器に原因がある可能性を考える必要があります。GOTと同様，筋肉，赤血球のほか，幼若な白血球，リンパ球，そしていろいろな癌細胞からも分泌されます。ですから，筋肉の病気，溶血，白血病，リンパ腫，癌で高値を示しますので，LDHが高値でほかに明らかな異常がないと，原病の診断が難しくなります。LDHにはアイソエンザイムがあるので，それを調べるとその由来がわかる場合があります。

　肝臓病でLDHの高値が目立つ場合はEB（エプスタイン-バー）ウイルス感染症，虚血性肝疾患などを疑う根拠になります。前者ではTリンパ球の異常増殖によりますし，後者の場合は虚血の場合におかされやすい中心静脈周囲の肝細胞にLDHが多く存在するためとされています。

ALP, LAP

　ALP（アルカリホスファターゼ），LAP（ロイシンアミノペプチターゼ）の2つの酵素の診断的意義はほとんど同じですので，両方まとめて説明します。健康保険でもこの2つの検査の独立性は否定され，どちらかしか測定できなくなりました。

　胆管をたどって行くと最上流の源は肝細胞膜の一部となります。つまり胆汁は肝細胞から分泌されている液体ということです。ALP，LAPと後述するγ-GTPはともにこの胆管の最上流の肝細胞の毛細胆管膜面に分布しています。そして胆汁の流出に障害が起こるとそれが何らかの刺激となって盛んにこれらの酵素が肝臓で作られるようになります。これを専門的用語で酵素蛋白の「誘導」と呼びます。GOT，GPTの値に比較して，ALP，LAP，γ-GTPがともに高値の場合は胆汁流出の障害をまず疑うことになります。もっともALPは肝臓だけでなくそのアイソエンザイムが骨（ALP_3），胎盤（ALP_4），腸管（ALP_5）などにも分布しているので，LAP，γ-GTPが正常でALPのみ高値の場合は肝臓以外の臓器に原因がある可能性も考える必要があります。

　胆汁流出の障害には大きく2つの種類があります。1つは胆管が結石や癌によって物理的に閉塞している場合で，当然胆汁は流れなくなります。これを閉塞性黄疸とか肝外性胆汁うっ滞と呼んでいます。もう1つは，奇妙なことに胆管にはまったく閉塞がないのに胆汁の流れが悪くなってしまう場合で，これを肝内胆汁うっ滞と呼んでいます。これには急性と慢性とがあって急性はほとんど薬剤による肝障害かA型急性肝炎，慢性は原発性胆汁性肝硬変（PBC）か原発性硬化性胆管炎（PSC）のどちらかです。

　胆汁の流れが悪くなると胆汁の中に存在する成分が逆流して血中の濃度が高くなります。本来はそれを証明することが最も正しい胆汁うっ滞の証明になります。その成分とは直接ビリルビンと胆汁酸です。直接ビリルビンは肝臓で抱合という代謝を受けて胆汁中に排泄されますから，当然胆汁中には大量に存在します。胆汁酸もコレステロールから肝で生成されて胆汁中に排泄されるので，胆汁中に大量に存在します。ですから胆汁うっ滞を証明するにはこの直接ビリルビンと胆汁酸が血中で上昇していることを証明する必要が

あります。

　余談になりますが，コレステロールはおよそ人体を構成する成分のうちで最も水に溶けにくい物質です。水に溶けない物質は体外に排泄しにくいので，コレステロールは蓄積しやすいのです。

　ALP，LAP，γ-GTPの上昇をみてすぐに胆汁うっ滞と診断する場合がありますが，これらの酵素は胆汁うっ滞の際の何らかの刺激を受けて肝臓で誘導されますので，言ってみれば間接的証明です。その証拠に薬剤性の肝障害の場合に実際は胆汁流出障害がないのにALP，γ-GTPが高値のことがあります。われわれはこのような場合，真の胆汁うっ帯ではなく「胆汁うっ帯型」の肝機能障害と呼んで区別しています。

　ただし，黄疸の原因となるビリルビンは比較的排泄が良い物質ですので，胆汁の流出の障害が相当高度にならないと血中値が上昇しません。一般には総胆管が完全に閉塞するくらいにならないと黄疸は出てきません。それに至る過程ではビリルビンは上昇せず，ALP，γ-GTPのみ上昇します。この場合は必ず総胆汁酸を測定します。総胆汁酸のほうがビリルビンより上昇しやすいので，本当に胆汁うっ滞があれば上昇していることが多いのです。そして総胆汁酸が上昇していて胆汁うっ滞の存在が示唆された場合，ビリルビンが上昇していないのでそれを「部分閉塞」と呼んでいます。

　部分閉塞は図9のように3つの場合があります。1つは総胆管の部分的閉塞，もう1つは肝内胆管の大きい分枝の閉塞，3つめは肝内の小胆管の閉塞です。胆管癌や転移性肝癌ではしばしばこの部分閉塞のパターンを呈しますので，このパターンの肝機能異常をみたら超音波検査，CTなどにより肝臓内を精密に調べる必要があります。

γ-GTP
ガンマ

　γ-GTPは肝細胞膜の胆管膜面に分布している点でALPと同様の診断的意義があります。つまり胆汁うっ滞時に上昇するわけですが，それ以外にALPと異なる特異な意義があります。それは①アルコール性肝障害，②活動性の慢性肝炎，③抗てんかん薬や副腎皮質ステロイド剤使用例，④脂肪肝などで上昇する点です。特にアルコール性肝障害での上昇は有名で，50歳

①総胆管の部分的閉塞

②肝内胆管の大きい分枝の閉塞

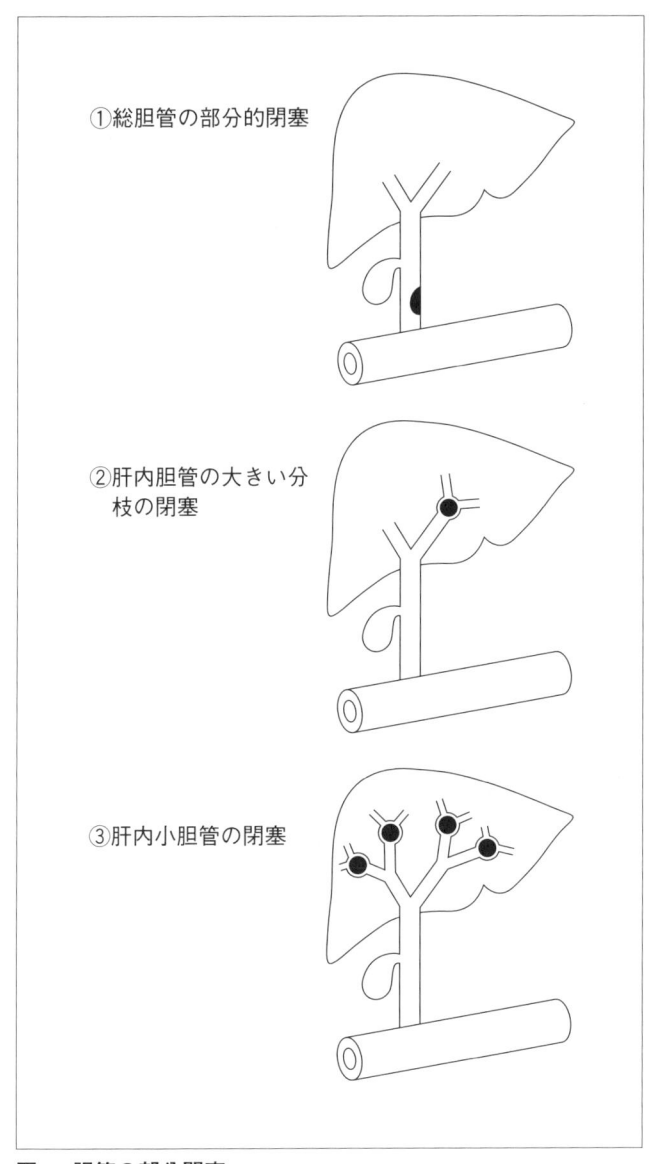

③肝内小胆管の閉塞

図9　胆管の部分閉塞

以上のサラリーマンの約半数はγ-GTPの上昇がみられます。これは飲酒と過栄養性脂肪肝の両方が影響していると思われます。

飲酒をされる方はよくこの値の絶対値を気にして，高くなったら酒量を減らしたり禁酒したりしています。酒量を減らすのは大いに結構ですが，γ-GTPの絶対値にはそれほど大きな意味はありません。例えば軽いアルコール性脂肪肝の人でも2000U/lくらいを示す人もいますし，その人の肝臓病がひどくなって肝硬変などに進展するとγ-GTPはかえって低下します。

一般にお酒を飲んでも肝臓が全然悪くならない人がいますが，その人たちではγ-GTPはほとんど正常です。ですからγ-GTPは絶対値を問題にするより，異常になる人はお酒で肝臓を悪くする可能性があると考えたほうがよさそうです。逆にγ-GTPが正常であれば肝臓は悪くならないのですが，アルコールは精神神経障害作用もありますので，肝臓は悪くならなくても健忘や作話，幻視などコルサコフ症候群と呼ばれる病気になる危険はあります。やはり大酒は控えるようにしましょう。

コリンエステラーゼとアルブミン

肝臓は人体にとって必要ないろいろな蛋白質を作っています。摂食された肉類は膵酵素によってペプチド（いくつかのアミノ酸の結合したもの）レベルの大きさまで消化され，腸管膜を通過して，そこに存在するペプチドを分解する酵素（ペプチターゼ）の働きでアミノ酸にまで分解されます。そして門脈を通って肝臓に行き，肝臓において人体に必要な蛋白質に再構成されます。

アルブミン（Alb）は人体にとって血管内の浸透圧を保ったり，種々の物質と結びついて身体中に運搬したりするうえで重要な働きをしています。血漿中のアルブミンの値は3.5g/dl～5.0g/dlに保たれていますが，低下するとむくみや腹水が出やすくなったりします。しかも，利尿薬の効きめが悪くなります。

血中のコリンエステラーゼ（ChE）は，神経末端に存在してアセチルコリンを分解する本当のコリンエステラーゼとは異なる酵素とされ，その働きは不明ですが，肝臓での蛋白質の合成能を反映するとされます。つまりアルブミンの値と同様，肝実質細胞の量を反映するので肝病変の進行を知るうえで

は両方とも重要ですが、コリンエステラーゼのほうがより鋭敏です。もっとも、両方とも食事が十分にとれていて、蛋白質が供給されていることが前提です。飢餓状態では肝臓が悪くなくても原料が足りなくなって低値を示しますので、注意が必要です。逆に栄養の摂り過ぎの脂肪肝でコリンエステラーゼ値は上昇します。

余談ですが、猛毒のサリンは神経末端に存在するコリンエステラーゼ（真性コリンエステラーゼ）の働きをブロックし、アセチルコリンを大量に蓄積させ、かえって神経伝導を阻害します。サリンは血中のコリンエステラーゼ（偽性コリンエステラーゼ）の活性も阻害しますので、サリン中毒では血中のコリンエステラーゼ値が激減するので、それをみると診断が確定します。

プロトロンビン時間，ヘパプラスチン試験

これも肝臓の蛋白合成能を知る検査ですが、プロトロンビン時間（PT）は凝固因子のうち、第Ⅰ、Ⅱ、Ⅴ、Ⅶ、Ⅹという5つの凝固因子の活性をまとめて測っていますし、ヘパプラスチン試験（HPT）はそのなかでもビタミンKに依存して作られる第Ⅱ、Ⅶ、Ⅹの3つの凝固因子をまとめて測っています。

5つの凝固因子とも肝臓で作られているので、両方とも肝臓の合成能を調べる検査ということになります。そして、この検査の特徴は両方ともに半減期の短い第Ⅶ因子を含んで測定していることです。第Ⅶ因子は半減期が数時間と短いため肝臓の合成能が低下すると見る間に活性が低下していきます。それにつれてプロトロンビン時間も低下します。

ヘパプラスチン試験は因子数が少ないため、第Ⅶ因子の活性をより鋭敏に反映し、プロトロンビン時間より急速に低下します。このため両者とも劇症肝炎のような急性肝不全状態の診断に適しています。実際わが国の劇症肝炎の診断基準の一つの骨子として「プロトロンビン時間40％以下」が採り入れられています。第Ⅶ因子そのものの活性を測ってもよいのですが、測定が繁雑であることと、かえって鋭敏になりすぎて、あまり重篤でない肝障害でも異常となってしまうので、少し鈍いプロトロンビン時間、ヘパプラスチン試験のほうが良い指標になります。ただし、人間にとって血液の凝固は生死

にかかわる重要な機能なので，急性肝不全時でも何とかその機能を保とうとします。このため進行の遅い劇症肝炎でプロトロンビン時間が40％くらいで下げ止まって安心していると，その間に先ほどのアルブミン，コリンエステラーゼ値は低下し続けている場合があります。つまり，肝障害は本質的に進行していて，プロトロンビン時間のみではそれを見落とすということもあります。やはり肝の合成能の変化は総合的に判断すべきです。

コリンエステラーゼと同様で，過栄養性脂肪肝でヘパプラスチン試験が高値を示すことが知られています。

コレステロール

コレステロール（Chol）も肝臓で合成されていますので，肝障害が進行すると低下します。進行した肝硬変や劇症肝炎では100mg/dl（正常130〜230mg/dlくらい）以下に低下する症例もあります。特にエステル化されたコレステロールが低下し，エステル比が低下します。逆に過栄養性の脂肪肝では中性脂肪とともに高値となります。

前述のようにコレステロールはあらゆる生体成分のなかで最も水に溶けにくいといわれています。コレステロールは肝臓で代謝されて胆汁酸になります。胆汁酸は水溶性ですので，この過程によってコレステロールを排出できるようになります。先ほど説明した胆汁うっ滞の際に胆汁の流れが悪くなりますと肝臓の中に胆汁酸が蓄積するようになりますが，この蓄積した胆汁酸がコレステロールから胆汁酸を生成する系の働きを抑制しますので（ネガティブフィードバックといいます），血中のコレステロールが高値になります。

ビリルビン

黄疸というのは血液の中にビリルビン（Bil）という黄色い色素が3.0mg/dl以上蓄積すると出現する症状です。このビリルビンの原料は，赤血球の中にあって体中に酸素を運搬する役目をしているヘモグロビンという物質です。赤血球の寿命は約120日ですので，毎日必ず一定量のヘモグロビンが放出され，これがビリルビンになります。このできたばかりのビリルビ

ンは水に溶けず体から外に排泄されません。一般論として，人が物質を尿，便，汗として体外に排泄するにはその物質は水溶性である必要がありますから，ビリルビンも体外に排泄するにはこれを水溶性にする必要があります。そのために肝臓にはUDP-グルクロン酸転移酵素という酵素があり，この酵素の働きによってビリルビンは水溶性になります。それによりビリルビンは初めて胆汁中へと捨てることができるようになります。

　以上からわかるように黄疸が現れるのには，①溶血（ヘモグロビンが赤血球の外に出ていってしまうこと）などにより赤血球が壊れてヘモグロビンが大量に放出される，②ビリルビンが水溶性にならない，③水溶性になったビリルビンが排泄されない，の3つの条件があります。

　急性肝炎では肝臓が悪くて黄疸が出現しているように考えやすいのですが，先に述べたUDP-グルクロン酸転移酵素というのは相当肝臓が壊れてもなかなか酵素としての力は落ちません。つまり，普通の急性肝炎の黄疸は③が原因で起こっているのです。②が原因の黄疸もありますが，これは劇症肝炎といってたいがい肝臓の2/3以上が壊れてしまった場合に起こる現象で，患者さんは食事をとるどころの騒ぎではなく，通常は人事不省，昏睡状態に陥っています。

　日常検査では総ビリルビンと直接ビリルビンの両方が測定されています。この直接ビリルビン（D）を総ビリルビン（T）で割ったD/T比を計算しますと，この抱合解毒能を簡単に推定できます。このD/T比が高いほど抱合能は十分保たれていること，そして血中にたまったビリルビンは抱合された直接ビリルビンであることがわかります。つまり，黄疸の原因が胆汁の流出障害による可能性が高くなります。事実純粋に胆汁うっ滞のみが原因の黄疸ですとD/T比は0.8以上になります。急性肝炎でもだいたい平均0.80くらいです。つまり通常の急性肝炎の黄疸は胆汁うっ滞が原因なのです。一方，劇症肝炎では通常0.70以下に低下し，低下すればするほど予後が悪くなり，0.30を切ると内科的治療に限界が出てきます。このような簡単な検査でも重要な情報を与えてくれます。

胆汁酸

　胆汁酸は肝臓でコレステロールから生成されます。そして，胆管を通って排泄され，腸管から再吸収され，再び肝臓に取り込まれて胆管から排泄されていきます。このように物質が腸と肝の間をグルグル回ることを「腸肝循環」と呼んでいます。

　胆汁酸は脂質を溶かす作用をもっています。そのため，脂質で構成されている細胞膜，特に赤血球膜に障害を与えるので全身に行きわたらないように腸肝循環させていると説明されています。ですから，この腸肝循環が破れてしまうと血中濃度（正常 $10\ \mu mol/l$ 以下）が上昇します。具体的には①胆汁うっ滞，②肝不全（肝臓への取り込みが悪くなる），③門脈と大循環の間のシャント（短絡路）形成（肝硬変でしばしばみられる）などがあります。

アンモニア

　アンモニアは体内の蛋白代謝，核酸代謝の結果生成される有害物質で，脳に移行すると昏睡を起こします。

　この有害物質の代謝は肝臓に存在するウレアサイクル（尿素サイクル）という系で行われており，ここで2分子のアンモニアから1分子の無害な尿素が作られ，これが尿中へと捨てられます。ほかにもグルタミンやアラニンを生成する過程でアンモニアを取り込んで無害化する系もありますが，容量が小さいし，再びアンモニアを放出してしまうので，あまりあてになりません。

　アンモニアは食事により摂取した蛋白からも腸内細菌の作用で作られ，門脈血中に高濃度に存在します。ですから，劇症肝炎のようにウレアサイクルの機能が廃絶した場合にも上昇しますが，一方，肝機能が保たれていても門脈血が肝臓をシャントして直接全身に回ってしまう場合にも上昇します。わが国で言う「猪瀬型」肝性脳症，外国で言う門脈大循環吻合性脳症の場合，肝臓にはほとんど障害がないのにシャントによって高アンモニア血症と昏睡を起こす場合があります。

　このようにアンモニアの上昇には2つの機序があることを知っておいてください。

アミノ酸

　人間の血液中には約40くらいのアミノ酸や近似の物質が存在します。肝臓は蛋白代謝の中心的臓器ですから，肝疾患時には血中のアミノ酸の存在比率（分画）にも大きな異常が起こってきます。もっとも，血中のアミノ酸分画は全身の臓器での蛋白代謝の総決算ですので，血中のアミノ酸分画の変化だけをみても各臓器で起こっている病変を正確に診断することはできません。

　しかし，少なくとも肝疾患の場合にはある特定のパターンが見出されます。それはアミノ酸のうちチロシンとフェニルアラニンなどの芳香族アミノ酸（aromatic amino acid：AAA）と呼ばれているアミノ酸とメチオニンは肝でだけ代謝されますので，肝機能が低下すると血中の濃度が上昇します。ですから，劇症肝炎などではこの値が正常の10～20倍まで上昇します。

　一方，先ほどから出てくる門脈が大循環にシャントしてしまう状態では，理由はよくわからないのですが，血液の中のバリン，ロイシン，イソロイシンなどの分枝鎖アミノ酸（branched chain amino acid：BCAA）の絶対値が低下します。イヌで実験してみるとBCAA以外にも筋肉に取り入れられ，エネルギーに変換されやすいアミノ酸が全般的に低下することがわかります。おそらくエネルギー産生の変調をみているのではないでしょうか。

　肝硬変ではこの両方の状態が起こるためBCAAが減り，AAAが増えてBCAA/AAAの比が低下します。BCAA/AAAのモル比（濃度比）は正常人で3.0前後ですが，慢性肝炎，肝硬変と病気が進行するとそれに応じて低下します。私の経験した劇症肝炎の最も重い例ではその値が0.22という症例がありました。つまりこの比は肝障害の重症度を反映します。

　一方，先ほどのウレアサイクルが障害されると生体は，一時的にせよアンモニア2分子をα-ケトグルタル酸に取り込んで無害なグルタミンを生成することで脳症を回避する代償作用があるので，ウレアサイクルが障害されるとグルタミン値が上昇します。つまりグルタミン値がウレアサイクルの機能低下を反映するわけです。

ICG 負荷試験

ICG（インドシアニングリーン）という緑色の色素を注射して，反対側の肘静脈から15分後に採血します。このICGという色素はもっぱら肝臓から排泄されますが，肝臓を通る血流がシャントしたり，線維化により肝臓が固くなると排泄が悪くなり，15分後に血中に残っている色素の量が増加します。正常は5～6％，10％以上は慢性肝炎，30％以上は肝硬変が疑われます。

血球数

肝臓には肝動脈と門脈という2つの血管から血液が流れ込み，肝静脈から流れ出ています。門脈は消化管で摂取した栄養分や酸素を肝臓に届ける大切な役割をしています。門脈は同時に脾臓からの血流を肝臓に送っています。

ですから肝硬変になって肝臓を通る血流の通過が悪くなると脾臓に血液がたまってしまい，脾臓が腫大して（大きくなって）きます。脾臓の機能は血球を壊すことなので，たまっている血球が壊されることになります。最も鋭敏に影響を受けるのが血小板数で，まずこれが減少し，次いで白血球数，最後に赤血球数が減少します。つまり，慢性肝炎でも中期くらいから血小板数（正常15～40万）が減少し始め，末期には白血球数（正常4000～8000）が減少し始め，肝硬変になると赤血球数（(RBC) 万個/mm^3 正常：男性420～560，女性380～500）が減ってきます。もちろん病気が進行すると血小板，白血球の減少の程度が強くなり，肝硬変では血小板数が10万を切るようになります。

ヒアルロン酸，P-Ⅲ-P

肝硬変になると線維化が進行しますが，これらの物質はこの線維（コラーゲンなど）の成分とされているもので，線維化に伴い増加するため肝から血中に出てきて血中濃度が増加するとされています。しかし，肝臓の線維化はゆっくり進行しますし，線維成分の代謝は骨などのほうがより速いスピードで行われているので，はたしてこの説明が正しいのか否かはっきりしません。おそらく，肝硬変になって肝からの排泄が悪くなるのではないかという気がしますが，手軽に測定できるので開業医の先生方では愛用されている方が多

TTT, ZTT

　戦前のわが国で独自に発達した検査ですが、いろいろな検査が発達した現在はあまり使われなくなりました。TTT は A 型急性肝炎や血中の中性脂肪の値が高くなると高値を示します。ZTT は血中に免疫グロブリン、特に IgG が増加するときに高値を示します。ですから ZTT 高値で肝臓病医に回されてきたところ膠原病であった、などということが起こります。

RA（RF），抗核抗体

　RA はリウマチ反応ですが、ウイルス性慢性肝炎でも陽性化します。リウマチ様関節炎（慢性関節リウマチ）とは手関節、肘関節、足関節、膝関節などの大関節に初発し、関節痛のみならず発赤、腫脹（はれ）などの炎症症状を呈する関節の系統的疾患です。ですから、このような症状があれば確かにリウマチ様関節炎と診断してよいのですが、慢性肝炎ではしばしば RA 陽性だけで関節炎の症状がない場合もあります。これを RA の「生物学的偽反応」といいますが、それは単に検査のみの陽性という意味です。

　抗核抗体はあとに出てくる自己免疫性肝炎や膠原病のときに陽性となりますが、C 型肝炎の場合に「生物学的偽陽性」と同様に自己免疫性肝炎ではないのに陽性化することがあります。

　以上、肝臓病の検査を並べましたが、病気により適切な検査を選んで行います。また、スクリーニング的な目的で行う場合とスクリーニング検査により病気がしぼられてから行う検査が異なりますので、それを分けて示すことにします。

【急性肝炎の場合】
　　　　総蛋白、アルブミン、総ビリルビン、直接ビリルビン、GOT、GPT、LDH、ALP、γ-GTP、コリンエステラーゼ、総コレステロール、ZTT（以上が「肝セット」）
　　　　白血球、赤血球、ヘモグロビン、ヘマトクリット、血小板（以上が

「血算セット」)
　プロトロンビン時間（PT），IgM型HA抗体，HBs抗原，IgM型HBc抗体，HCV RNA（定性），超音波検査

　急性肝炎の場合に問題となることは，劇症化するか慢性化するかですから，劇症化の予知のためにはプロトロンビン時間の測定が必要です。また，アルブミン，コリンエステラーゼ，コレステロールの値が異常に低い場合やD/T比が0.7以下も劇症化の予知に重要です。また超音波検査での肝の萎縮，腹水貯留も普通の急性肝炎ではみられませんが，遅れて出現することが多いので繰り返し行うことが大切です。また，C型の場合に慢性化しますので，原因ウイルスの診断の検査も重要です。

【慢性肝炎の場合】
　肝セット，血算セット，ICG負荷試験，超音波検査
　・C型とわかっている場合：HCV RNA（定量），グルーピング
　・B型とわかっている場合：HBe抗原，HBe抗体　HBV DNA（TMA法）

　慢性肝炎の場合は原因がわかっていることが多いのですが，不明な場合にはウイルス学的検査としてまずHBs抗原とHCV抗体の検査からスタートします。

　慢性肝炎の初診時で重要なことは，①病期がどの時期か，つまり慢性肝炎の初期か，中期か，後期か，不幸にしてすでに肝硬変になってしまっているのかの判断と，②どの程度活動性が高いか，の2点がまず重要です。言い換えれば肝臓がすでにどれくらい壊れてしまったか，今後どのくらい速く壊れていくのかの判断です。このためにはGOT，GPTの値，アルブミン，コリンエステラーゼ，血小板数，ICG負荷試験のほか，超音波検査での肝臓の内部エコー（内部エコーが粗になり，肝静脈の分枝が見えなくなる）や脾腫の存在などが重要です。また，治療への反応性としては，C型ではウイルス量，セログループ，B型ではHBe抗原価，HBV DNA量などを知っておく必要があります。

　ただし，正確な肝炎の病期と肝炎の活動性を知るには肝生検が必要です。最近は検査法も進歩して短時間で行えて1泊で帰れますので，進んで受けた

6. ウイルス肝炎の検査　63

ほうがよいでしょう。

●肝生検（＋腹腔鏡）

　腹腔鏡といってお腹にガス（通常，笑気ガス［刺激が少ない］）を入れてその中に硬性内視鏡を挿入し，お腹の中，特に肝臓の表面全体を十分に観察してから肝生検を行う場合と，それをしないで右の第8肋間から生検針を挿入して肝生検を行う場合があります。典型的な慢性肝炎（図10）と肝硬変（図11）の腹腔鏡写真を載せておきました。

　腹腔鏡は手術室を使ったり，麻酔科医がついたり，術者が2人必要など手間がかかるので最近は行う件数が減ってきました。なぜこんな面倒なことを行うかといえば，肝生検では得られない情報が得られるからです。また，よ

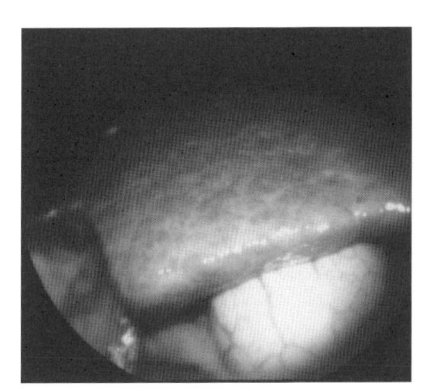

図10　慢性肝炎の腹腔鏡写真　　　図11　肝硬変の腹腔鏡写真

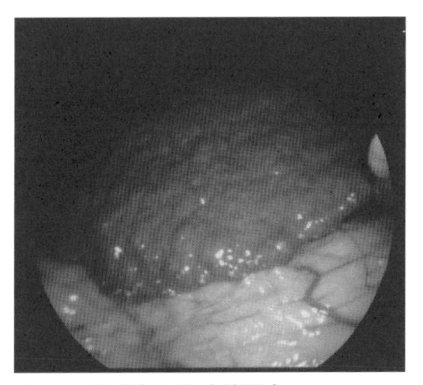

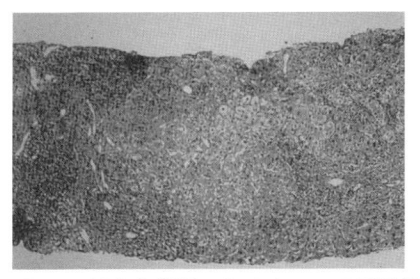

図12　新犬山分類における A_3F_3 の組織像

り危険が少ないとも言えます。

　重症な肝炎でも肝生検が必要な場合があるのですが，この場合は私たちは必ず腹腔鏡で肝生検をします。それは，重症な場合は出血しやすいため腹腔鏡で見ながら肝生検をして，また，きちんと止血処置をしてから検査を終えるようにしているからです。

　また，肝生検で得られる標本は大きくてもたかだか 1mm × 1cm くらいの小片です。肝臓は 1500g もある巨大な臓器ですから，そんな小片の組織を顕微鏡で観察して全体を推しはかるためには病変が肝臓全体で一定して同じような変化を示していなければなりません。確かに脂肪肝や慢性肝炎の場合はすべてが一様ではありませんが，いくつかの門脈域と実質を観察すればだいたい全体像を推しはかることができます。しかし，徐々に線維が増して肝硬変に近くなると病変が不均一になります。特に B 型肝硬変では HBe 抗原が陰性化し，肝炎が鎮静化すると結節が大きくなります。この場合，肝生検針がたまたま結節の真ん中を穿刺してしまうと全体像がつかめず，軽い慢性肝炎と診断されてしまうこともあります。このように重篤な肝炎や肝硬変の場合は腹腔鏡下の肝生検が推奨されます。

　腹腔鏡下の場合も，そうでない場合も（「盲目的と言います」）肝生検を行う場合は心肺機能，出血凝固機能を慎重に検査してから行います。盲目的に行う場合，通常は局部麻酔後に右の第 8 肋間から生検針を刺入して肝表面を穿刺後，患者さんに息を止めていただいて一気に肝組織を採取します。以前はメンギーニ針，シルバーマン針などを用いて人の手で行ったのですが，最近はバイオプティーガンという引き金を引くだけで瞬間的に採取できる器具ができましたので，手技も簡単で上手に安全に採取できるようになりました。また，刺入部位や刺入後の出血を超音波検査で監視できますので，安全性もさらに高くなりました。

　組織採取後は 4 時間ほど右側を下にして横になり，穿孔を圧迫止血します。この間は絶対安静としますが，その後仰向けとし，6 時間後よりベッドをジャッキアップして起き上がります。それからは食事もベッド上でとり，簡易便器で排尿，排便していただきます。このように以前より肝生検は楽になりました。

7 ▶▶▶▶▶ 肝臓病の症状と症候

●自覚症状

　肝臓は「沈黙の臓器」と呼ばれます。この意味は肝臓病はなかなか自覚症状が出にくいという意味です。以前まだ肝機能検査が発達していなかったころは，約半数の患者さんは自覚症状が出たときにはすでに肝硬変になっていたといいます。ほとんどの病気でその発見のきっかけは自覚症状の出現であり，その結果病院に行くわけですから，この点では肝臓病は患者さんにとっては不利な病気です。年に1回は進んで肝機能検査を受けるべきでしょう。

　肝臓病の自覚症状として最も多いものとして全身倦怠感，易疲労感があります。労働をすれば誰でも疲れるのは当たり前ですが，大したこともしないのにすぐ疲れてしまいます。急性肝炎のなかでも重症な場合は「腰が抜けるほど」疲れると形容する人もいます。通常 GOT，GPT とも 200U/l を超すと訴えが出てきますが，個人差があって，100U/l で症状を訴える人もあれば，200U/l を超してもケロッとしている人もいます。

　慢性肝炎で食欲の落ちる人はあまりいませんが，急性肝炎では病初期に食欲低下にみまわれる人がいます。面白いもので，回復傾向の強い通常の急性肝炎では黄疸が出るころにはかえって食欲が戻って再び食べ始めます。しかし，重症化する場合は吐き気がますます強まり，嘔吐し始めます。急性肝炎で黄疸発症後の嘔吐は重症化の兆しとして重要な症候です。肝硬変でも末期の非代償期になると食欲不振となり，こってりした物や油っこい物などを避けるようになります。それをきっかけに全身の筋肉が落ちてしまい，腹水で

お腹だけがポコッと出る非代償期(肝臓の機能が不十分になってしまう時期)特有の体型や顔貌になる人もいます。

　尿が濃くなるのも重要な徴候で，急性肝炎ではしばしば発症時期の推定に役立ちます。単に濃いだけでなく，尿の泡まで着色したら病的といわれています。慢性肝炎では黄疸が出るほどの激しい急性増悪の場合でないと尿の濃染はみられません。また，肝硬変の場合も末期の非代償期にならないと尿の濃染はみられないのが普通です。

　皮膚のかゆみ（瘙痒感）も重要な自覚症状です。夜寝床に入って暖まると脇とか脂肪のついている軟らかい部分にかゆみを覚えるのが普通です。じんま疹が出ると肝臓が悪いと思っている人がいますが，あまり深い関係はありません。むしろ発疹がないのにかゆみが強い場合が問題です。肝臓病との関連でいうと胆汁の流れが悪いとかゆみが出ます。この原因については，体内にたまった胆汁酸が皮膚の痛みの神経を刺激してかゆみとなると説明されていますが，胆汁酸を点滴してもそれだけではかゆみが出ないので，必ずしも説明になっていません。原発性胆汁性肝硬変という病気では，しばしばかゆみが初発症状となって病気が発見されることがあります。初診時にひどい掻き傷を残している人もいます。

●他覚症状

黄　疸

　黄疸については前にもふれましたので簡単にします。黄疸は血液中のビリルビン濃度が3.0mg/dl以上になると気づかれます。肝炎では急性の場合ほど出やすく，慢性になるほど出にくくなります。ですから急性肝炎では黄疸はそれほど心配ありませんが，慢性の場合（B型に多い）では重症化の可能性があり，肝硬変では予後不良の兆しとなります。黄疸は肝炎のみではなく，溶血（肝前性），閉塞性黄疸や肝内胆汁うっ滞（肝後性）の場合にも出現します。

肝臓の腫大

　肝臓の腫大（はれて大きくなること）は肝臓病の診断の際に最も重要な症候であり，肝臓専門医のみならず，およそ臨床医であればその触診に習熟しなければなりません。血液検査や画像診断が進歩したといっても触診から得られる情報も多いし，紹介状のデータ上では一見それほど重篤にみえなくてもお腹を触って驚くこともあります。図1（P.12）のように肝臓の形や硬さは病気によって変化します。熟練した専門医であれば，触診所見からある程度は病気の診断を予測します。また，基本的に医者と患者とは診察という行為，その際のスキンシップで気持ちがつながっているので，私は診察ごとに必ず触診をするようにしています。

脾　腫

　肝臓の病気が進行すると脾臓がはれてきます（脾腫）。脾臓は肝臓のちょうど反対側の左季肋部に位置しますから，脾腫があればその部分で触れることができます。しかし，手で触れてわかるほどの脾腫は肝硬変でも一部の症例でしかみられません。初診のときは左側臥位にして脾臓を触りやすくして触診を試みます。また脾腫があれば長径が長くなるので，脾臓の存在のために出現する左側腹部の濁音の範囲（脾濁音界と言います）が大きくなっているか否か打診で調べます。一方，脾腫は血液の病気でも出現しますので，そのことも念頭に入れておく必要があります。

腹　水

　腹水も肝硬変を示唆する重要な症候です。ただし，癌性腹腔炎や婦人科疾患をはじめ，ほかの重篤な病気のときにも腹水がたまりますので，ただちに肝臓病に結びつけないほうがよいのです。患者さんはしばしば腹部の張った感じとして自覚します。

　腹水の診断にも若干のテクニックが必要です。水は常に水平面を保ちますので，体位を変えると水によってつくられる濁音の位置がそれに応じてずれるので，それを見て診断します。お腹を叩いたり，押したりして水の動きを触知することも診断に役立ちます。

手掌紅斑

　両手の母指球（親指の根もと）と小指球（小指の根もと）を中心に赤いまだら状の斑点が出現する現象です。深部の動脈の拡張ですから圧迫すると消褪します。進行した肝疾患のときにみられますが，健康人にもみられますので，これのみで心配する必要はありません。

クモ状血管腫

　前胸部から上背部にかけて出現する赤色の動脈性の血管拡張です。細いクモの手足のように見えるので，この名がつきました。動脈の拡張ですので赤色に見えます。中心から末梢へと広がっているので，中心のやや太い点をエンピツの先などで圧すると全体が消褪し，圧迫をとると中心から再び出現することが特徴です。

　鑑別すべきものとしては大酒家に多い静脈性の毛細血管拡張があります。俗に酒皶（しゅさ）といわれますが，色が青っぽいことや顔から腕にも広範に出ているので簡単に見分けがつきます。

8 ▶▶▶▶▶ ウイルス肝炎の治療

●急性肝炎の治療

かつては安静・栄養が金科玉条

　従来，急性肝炎の治療は診断がついたらただちに入院，安静，点滴と相場が決まっていました。そして，初期の安静をおろそかにすると慢性化するとの理由から，トイレまでベッド上で行うほどの厳密な絶対安静が主治医から指示されました。しかし第5章で述べたように，急性肝炎で治るということは感染を受けた人間が原因ウイルスを早期に排除してしまい，肝炎が自然に治癒するという意味であり，このことは原因ウイルスの種類によって運命的に決まっているということになります。

　HAV，成人感染のHBV，HEV，EBウイルス，ヘルペスウイルス，サイトメガロウイルス，コクサッキーウイルスなどのウイルスによる感染はまれな例外を除いては慢性化しません。一方，乳幼児期に感染したHBV，HCV，HBVキャリアに感染のHDV，HGV，TTウイルスなどは慢性化します。ですから，慢性化とは病初期の安静，栄養とは無関係で，原因ウイルスによって決まってしまうことがわかります。このことが理解されると，急性肝炎の治療の考え方もこれまでとは異なってくると思います。

　一般的に言ってどんな病気でも病初期には安静と栄養を十分にとってすべての身体エネルギーを病気の治癒に向けて集中することは正しい心構えだと思います。軽いかぜならこれだけで治ってしまいます。しかし，そのために入院が絶対必須というわけでもありません。先ほど，朝鮮戦争のときに米軍

で流行したＡ型肝炎の話をしましたが、この結果は治りやすいＡ型肝炎での検討ですので、すべてに通用するかどうかわかりませんが、これまでウイルス肝炎の本質が不明であったためにあまりにも安静と栄養が強調されすぎたとは言えるでしょう。

重要なのは劇症化を見分けること

　むしろ、急性肝炎の病初期で重要なことは劇症化を見分けることで、この要点はすでに述べました。患者さんが心得ておく大事なことは入院する病院です。急性肝炎の場合、軽いと思って小さい個人病院か公的病院に入院してしまいます。そういう病院を馬鹿にするわけではありませんが、ほとんどの急性肝炎は放っておいても自然治癒してしまうので（劇症化率は急性肝炎全体で0.5％、Ｂ型急性肝炎で2％くらい）、主治医が油断してしまうのです。劇症肝炎のなかでも急性型といわれ急激に悪化するタイプは高熱が出たり、GOT、GPTが数千〜1万くらいまで上昇するので、非専門医でもビックリして大学病院や基幹病院へすぐ転送するのですが、劇症肝炎のなかでも亜急性型とか、もっと経過の長い亜急性肝炎やLOHFと呼ばれるタイプでは、GOT、GPTもあまり高くなく、見たところ患者さんは元気で、食事なども摂取していて重症感がないのです。しかし、肝臓は着実に壊れ続けています。明敏な眼をもった医師なら肝機能を検査をしてみて通常の治る急性肝炎のデータではない事に気づくはずですが、漫然と診ていると気がつきません。患者さんやご家族はデータを見ることもできませんし、見ても残念ながらわかりませんので、主治医の洞察力に頼るしかないのです。

プロトロンビン時間のチェックがポイント

　そこで、私のアドバイスとしては、急性肝炎として入院した場合、必ずプロトロンビン時間の推移を担当医に聞いてみることです。特に黄疸が長びいてなかなかとれない、黄疸が出現しても自覚症状が改善せず、食欲が進まないし、ときどき吐き気がする、などの自覚症状はあるいは劇症化へと進行している過程かもしれません。担当医がそのような質問に対してきちんと答えられなければ、すぐに基幹病院への転医を申し出ましょう。自分の命は自分

で守らなければなりません。

　そのような劇症化の危険がなく，GOT，GPT，ビリルビンの動きも一峰性（ピークが1つ）で回復も早ければ，いたずらに長期入院の必要はないでしょう。急性肝炎の原因はA型か，B型の急性感染が多いので，原因もわかりしだい教えてもらうとよいでしょう。

HBVキャリアの急性発症への対応

　ときにHBVキャリアの方が急性発症することがあります。それまでGOT，GPTがほとんど正常だった方が突然急性肝炎様にGOT，GPTが1000U/l以上に上昇します。ほとんどの症例で急激なウイルス増殖の亢進があり，ウイルス量が10^8以上に増加すると劇症化の危険が出てきます。C型慢性肝炎ではウイルス量がこのように急には増えないので，急性発症はほとんどありません。

　黄疸をみることはまれなのですが，ときにビリルビンが3.0mg/dl以上となり，明らかな黄疸を呈することがあります。急性肝炎での黄疸は恐くないのですが，HBVキャリアの場合の黄疸は重症化の危険を意味します。この理由は，急性肝炎ではウイルスがすぐに排除されるために肝炎が鎮静化しやすく，それとともに肝再生が起こります。ですから，ビリルビンの排泄の障害が起こっても治りやすいのです。しかし，HBVキャリアの急性発症では，発症時にウイルス量が膨大なことが多く，しかも，それまで共存していたウイルスであるため排除はおろか増殖も止まりにくいのです。ということは肝細胞の破壊も持続し続けることになります。つまりB型の場合，急性感染に比べてHBVキャリア，つまり慢性感染は予後が不良なのです。

　この対策としては一刻も早くHBVの増殖を止めることが必要です。この目的には従来はインターフェロンしか有効な薬剤がありませんでしたが，最近はラミブジンという経口薬が使えるようになりましたので，HBVキャリアの急性発症と診断が決まりしだい投与します。

　HBe抗原系のセロコンバージョン後で，ウイルス増殖がほとんど停止していて何年にもわたって肝機能が正常だった人でも，悪性リンパ腫やその他の癌で強力な化学療法を受けたり，副腎皮質ステロイド剤やシクロスポリンA

(CsA), FK506のような免疫抑制剤の投与後に急激にウイルスが再増殖して急性発症することがあります。これらの例では劇症化確率が高いので, 主治医にはそのような治療の開始前からラミブジンの服用を開始していただいていますが, これにより急性発症が阻止できることが知られるようになりました。

慢性化への対処

　急性肝炎の際のもう1つの注意点は慢性化への対処です。わが国では基本的にはC型急性肝炎の際にこの対処が必要になりますが, 供血者スクリーニングの進歩の結果, それまで年間16万人発生していたC型輸血後肝炎例が数百例にまで激減して, C型急性肝炎をみることはまれになりました。C型急性肝炎の慢性化阻止は現東京大学教授の小俣政男先生の有名な仕事があり, インターフェロン投与が慢性化阻止に有効とされています。小俣先生の方法は8週間の投与で, これで十分阻止しうるとのことでしたが, 私たちの経験では阻止しえない例があることが知られており, 私たちは原則6カ月の投与を行っています。

薬剤性を疑う場合

　急性肝炎でA, B, C型のほかに既知のウイルスがすべて陰性の場合があります。この場合はまず薬剤性を疑い, 発症4週間までの薬剤服用歴を十分聞く必要があります。薬剤性ですと, 服用時に発疹が出たり好酸球という白血球が増加したりします。疑わしい薬剤を対象にしたリンパ球幼若化試験(LST)などを行って確定しますが, しばしば診断が難しい場合があります。治療は95％くらいの症例で薬剤中止で自然治癒します。5％くらいは胆汁うっ滞が長期化したり, 肝炎そのものが進行したりする例があり副腎皮質ステロイド剤やウルソデオキシコール酸を投与することがあります。

自己免疫性肝炎の急性発症

　その他の場合として自己免疫性肝炎の急性発症があります。基本的に自己免疫性肝炎は活動性の強い慢性肝炎として見つかることが多かったのです

が，最近この病気が意外に多いことが知られ，臨床医の診断力が高まるにつれて，発症の仕方も，肝病理所見も，急性肝炎としか言いようのない例が報告されるようになりました。抗核抗体160倍以上陽性，IgG＞2000mg/dl が診断基準となっています。中年女性の急性肝炎では常に意識している必要があります。

原因不明の場合

以上がすべて否定され原因不明な症例があります。C型がわかったあとでも約1/4くらいは原因不明（非A〜非G）のままだといわれていますが，幸い急性肝炎であれば経過は良好とされていますので，放置していても自然治癒します。おそらく排除の良いウイルスなのでしょう。一方，重症化する非A〜非G型は劇症化しやすく，死亡率も高いので，予後の良い非A〜非G型急性肝炎とは別のウイルスによると考えています。

●劇症肝炎の治療

肝補助療法の進歩と救命率向上

劇症肝炎というとつい最近までほとんど死んでしまう恐ろしい病気とされてきました。しかし，最近救命率も徐々に向上してきています。確かに最近は生体肝移植が進歩して，その恩恵で助かっている人も多いのですが，移植をしないで助かっている人も増えてきています。

平成12年度の厚生省の班会議に報告された成績では全国の基幹病院の生存率を集計した結果，劇症肝炎急性型の生存率はすでに50％を超えています。前述したように急性型の劇症肝炎とは発症後10日以内に昏睡の出現する経過の速い劇症肝炎なのですが，原因はほとんどがA型か，B型の急性感染なのです。このタイプは原因ウイルスの排除が速く（B型劇症肝炎では通常のB型急性肝炎よりHBVは速く排除されます），そのため回復傾向が良いのです。それがなぜこれまで助からなかったかと言えば，それは昏睡とか出血などの急性肝不全症状か，その他の合併症のために亡くなっていたからです。

最近はこの肝不全症状に対する肝補助療法が進歩しました。従来肝補助療法と言えば血漿交換でしたが，この治療に強力な血漿浄化療法（血液濾過透析）を併用することにより十分肝不全に対抗できるようになりました。私たちがこの面の治療を切り開いたのですが，私たちの施設では10年以上前からその治療を導入した結果，急性型の救命率は80％前後となっています。

　ただし，B型劇症肝炎の20％くらいに「超急性」とも言いうる，きわめて経過の速い一群の劇症肝炎例があり，これらの症例では発症後おそらく数日のうちにすべての肝細胞が破壊されてしまい，いかに再生力の大きい肝臓でも再生できない状態となります。この場合唯一の治療法は肝移植ということになるのですが，あまりにも肝不全が進行的かつ重篤ですので，私たちの強力な肝補助療法をもってしても肝移植までの時間の生命を保証できるかどうか，ちょっと自信がありません。

亜急性型では肝細胞の破壊をストップさせる

　急性型の予後の改善とは対象的に全国の先進的な施設でも亜急性型劇症肝炎の予後はあまり向上していません。この亜急性型とは発症11日～8週までに昏睡が出現するタイプなのですが，原因でみるとC型やG型を含む非A非B型やHBVキャリアの劇症化が大半です。つまり原因が違うのです。

　それではなぜ非A非B型やHBVキャリアがこのタイプをとるかといえば，C型で典型的にわかるようにこのタイプは宿主の免疫応答をあまり強く刺激しないのです。ということは劇症化してもA型や急性感染のB型ほど急激には肝細胞が壊されないのです。HBVキャリアの劇症化例も，それまでHBVと宿主とが平和共存していたわけですから，たとえ劇症化しても破壊の速度が遅いのは当然でしょう。そしてC型急性肝炎が慢性化しやすいようにC型劇症肝炎ではウイルス排除が悪いために肝炎が遷延し，肝臓の破壊が止まらないのです。HBVキャリアの劇症の場合も同様です。

　ですから，このタイプの場合はいくら肝補助だけ強力にしても，延命はできても救命には結びつきません。それは肝臓が壊れ続けるからです。よって，このタイプの劇症肝炎の治療の根本方針は肝不全を治療しながら肝炎そのものを治療して，進行する肝細胞破壊を止めるということになります。

その具体的方針としてはまず，原因のウイルスの持続している増殖をただちに止めることです。C型でしたら当然インターフェロンを投与します。HBVキャリアの場合もインターフェロンだったのですが，しばしば効かない症例が存在して苦労しました。現在はより完璧に止めるためにインターフェロンとラミブジンとファムシクロビルの三者を投与しています。ファムシクロビルは元来ヘルペスウイルスの治療薬として開発された抗ウイルス薬ですが，HBVについても抗ウイルス作用が認められています。単剤では効力が低いのですが，ラミブジンと併用することで相乗作用が期待されています。

抗ウイルス薬と免疫抑制剤の併用がポイント

しかし，劇症肝炎の治療としては抗ウイルス薬投与のみでは不十分です。というか，かえって悪化させることがあります。例えばHBVキャリアの劇症化の場合，以前インターフェロン単独の投与を行ったところGOT，GPT，ビリルビンを上昇させてしまったことがありました。

劇症肝炎は慢性肝炎とは肝細胞の破壊の速度が違うのです。この速度の差が何を原因とするのかが最も問題となるわけで，この点についてこれまでもいろいろな説が主張されてきました。私たちは自らの治療経験に基づいて結局は宿主側の免疫応答の激しさが原因と考えています。実は最初にそのことを言い出したのは英国の肝臓病学者シャーロック一派のダドレーという人なのですが，この人の考えではウイルス感染を受けた細胞数が多ければ多いほど，そのウイルスを追い出そうとする免疫の力が強いほど，たくさんの肝細胞が壊れて劇症化するとのことです。確かにウイルス肝炎ではウイルスが肝細胞を壊しているのではなくウイルスを追い出そうとして人間がその免疫の力で肝細胞を壊しているのですから，この考えは合理的です。

HBVキャリアの方で治療によって免疫の力を抑制すると急にウイルスが増え出し，その治療が終わって免疫の力が戻るころに劇症化する事実はしばしば経験され，このダドレーの考えの正しいことが実感されます。

そんな理由から私たちの施設ではインターフェロンやラミブジンを使用する症例では必ず免疫抑制剤を併用しています。それも少量ではほとんど意味

はないのでメチルプレドニゾロンの1gの大量投与からスタートし，徐々に減量してシクロスポリンA（CsA）という移植に使う免疫抑制剤に切り換える投与法を採用しています。これによって急激にGOT，GPTが低下するようになり，つまり肝炎を鎮静化して肝細胞破壊を止めることができるようになりました。ちょうど新幹線「のぞみ号」に急停車がかけられるようになったのと同じことです。

　それでも肝臓の破壊が進んでしまってから肝炎治療を開始したのでは，肝不全と戦い，ウイルスと戦い，宿主の免疫とも戦うことになり，状況はきわめて不利になりますので，なるべく早く治療をスタートする必要があります。わが国の劇症肝炎の診断では脳症II度以上となっていますが，そんなノンビリしたことでは肝臓は取り返しがきかないほど壊れてしまいます。この点からも急性肝炎の時期に劇症化を予知して適切な肝炎治療を行う必要があることを私は主張し続けています。現在私たちによってこの時期からスタートすれば亜急性型劇症肝炎の大半は劇症化せずに治ることが実証されつつあります。

9 ウイルス肝炎の予防

ウイルス肝炎に罹患してしまうと劇症肝炎になったり，慢性肝炎，肝硬変，肝癌にまで進展する危険もありますので，予防できればそれに越したことはありません。このためいろいろな予防法が講じられていますので，知っておいたほうがよいと思います。

● A 型肝炎の予防

生もの，特に魚介類からの感染の可能性が高く，どういうわけか発症には前述のように季節性がありますので，初春～初夏にかけてはあまり多食しないほうがよいでしょう。

東南アジアへ旅行の際は生もの，生水には気をつけて下さい。長期滞在の場合はワクチンがありますので，近くの保健所などで相談して下さい。

● B 型肝炎の予防

ほとんど HBV キャリアとのセックスで感染します。見知らぬ女性とのセックスや東南アジアへの買春ツアーなどは厳に慎むべきです。最近17歳の女子高生が B 型の重症肝炎で入院しましたが，すでに数人のセックスパートナーがいるそうで，この国はどうなるのかと暗澹たる気持ちになりました。

HB グロブリンやワクチンがありますので，真面目に結婚を考えるのなら

ば相手に打ち明けて感染防御すべきです。なお，医療従事者は普通就職時にワクチンを打っています。

● C型肝炎の予防

　供血者に対する第2世代HCV抗体スクリーニングにより，輸血後C型急性肝炎は激減しました。さらに輸血をなるべくしない注意や自己血輸血を心がけることで減るでしょう。以前は予防注射，歯科治療，鍼(はり)治療，入墨などで感染したと思われますが，この方面も啓蒙が行き届いて減っていると思います。

　ワクチンはありませんが，医療従事者の針刺し事故のように感染時期が特定できれば，私たちの病院では24時間以内に4日連日投与後隔日3回計7本のインターフェロン300万Uの投与をしています。この結果，この10年間まったく肝炎は発症していません。

10 ▶▶▶ 慢性肝炎の治療

　いよいよ慢性肝炎の治療のお話をします。読者のなかには慢性肝炎にかかっておられて，この問題に関心をおもちの方も多いと思います。今までの話でおわかりになったと思いますが，ウイルス性肝炎で慢性化するのはB型，C型，D型，G型，TT型などですが，わが国で臨床的に問題となるのはB型とC型です。

　これまでの説明でおわかりのように，同じ慢性肝炎といってもB型とC型ではだいぶ様子が違います。B型慢性肝炎では宿主の免疫圧力がウイルスの増殖力を上回ると突然HBe抗原系のセロコンバージョンという現象が起こり，それ以降ウイルスの増殖がストップし，肝炎も鎮静化する現象が起こります。ウイルスは肝臓の中に存在し続けますが，増殖しなくなると血中のウイルス量が激減し，肝炎も鎮静化しますので，存在していても一向に構わないのです。しかし，C型ではそのような現象がありません。つまり基本的にHCVの増殖は持続的です。ですからC型慢性肝炎の治療としてはウイルスを排除してしまうのが理想ですが，残念ながらセログループ1で高ウイルス量の場合，現在のインターフェロン治療ではそれは難しいのです。その場合に考えられるもう一つの治療はウイルスの増殖が持続してもGOT，GPTを正常化させてしまうこと，つまりB型で言えばHBe抗原陽性のキャリア化させてしまうことです。HCVは宿主の免疫応答から逃れやすい性質がありますので，B型よりもこれは達成されやすいかもしれません。

　以上を前置きにして現在最も進歩しているであろうと思われるB型とC型の慢性肝炎の治療を述べてみます。もっとも，この分野は日進月歩ですか

ら，この本が出版されるころにはあるいはもっと新しい治療法が開発されているかもしれません。

● B型慢性肝炎の治療

インターフェロンの限界

　現在B型慢性肝炎の治療として認可されている方法としては，インターフェロンの28日間投与，それとC型慢性肝炎と共通して強力ミノファーゲンC®，小柴胡湯，ウルソ®，グリチロン®，その他のいわゆる肝庇護薬と呼ばれている薬剤です。

　このうち先ほどのHBVの増殖を永続的に抑制するというB型慢性肝炎の治療の目標を達成しうるのはインターフェロンのみですが，1カ月間のインターフェロン投与のみではまずこの目的は達成されません。しかし，わが国の保険制度は厳格ですので，それ以上投与期間を延ばすと，まず懲罰的な査定を受けます。査定されると健保組合からその分の支払いが拒否されますので，病院としてはまるまる損をすることになります。私自身，どうしても治したくてというか，インターフェロンを止めるとGOT，GPTが急上昇する症例があって2年間に断続的に6カ月インターフェロンを投与したところ800万円の査定を受け，まる損となり，病院に大変な迷惑をかけたことがあります（この費用を患者さんに転嫁することは法的に禁じられています）。その後，6カ月間投与の治験が組まれてその効果が検討されたようですが，1カ月間と比べてそれほど華々しく効いてはいないようです。外国では多少良い成績が出ているようですが，前に述べたように外国のキャリアは成人後に成立しますので，インターフェロンが効きやすく，あまり参考にはなりません。残りのいわゆる肝庇護薬による治療には残念ながらウイルス増殖を抑える力はありません。

ラミブジン

　最近ラミブジンという経口抗ウイルス薬が開発されました。元来エイズの治療薬として開発された核酸アナログ（ウイルスの核酸に似せた化学物質）

ですが，HBVの増殖抑制にも有効なことが知られ，すでに欧米や一部の東南アジア諸国で使用され，3万人が服用しています。わが国でも治験が行われ300人が服用しましたが，まだ健保未収録ですから，一般的には使用できません。私たちの病院では院内治験審査委員会の許可と，患者さんから十分なインフォームド・コンセントを得てラミブジン（エピビルの名でエイズ治療薬としては入手できる）を投与しています。

　この薬の抗ウイルス力は強力で，1日1回1カ月も服用するとTMA法というウイルス量測定法では検出できなくなります（ほぼ1万コピー/ml以下）。しかし永続性がなく，4カ月間の投与では全員，1年間投与でも約80％の患者で投与中止後元に戻ってしまいます。しかも，投与を続けると半年後ごろから抵抗株が出現し，効果が減弱します。また長期間の投与後に中止すると突然ウイルスが増え，場合によっては劇症化することも知られています。このため欧米では2年，3年の長期投与が行われています。確かに，抵抗株が出現しても，その増強力は強くないので投与していれば肝炎は沈静化しているとのことです。しかし，抗ウイルス薬は核酸アナログですので，本当に長期投与しても安全かどうか問題です。できるだけ短期投与で治してしまうのにまさる方法はないのです。

抗ウイルス薬の効果を永続させるために

　どうして，核酸アナログの効果に永続性がないのでしょうか。それは，この薬は単に服用している間のみウイルス増殖を抑制するからです。これでは当然永続性は望めません。

　永続性はどのようにしたら得られるのでしょうか。それは宿主側のウイルスを抑制しようとする免疫力を引き出すことです。しかし，これは「言うは易く行うは難し」です。このことのヒントになる方法が1つあります。それは虎の門病院の熊田博光先生たちが言い出した副腎皮質ステロイド中断療法です。熊田先生たちはステロイドの一種であるプレドニゾロンを40mg 1週間，30mg 1週間，20mg 1週間投与して中断すると，その後リバウンドといってGOT，GPTの大きな上昇があり，その後1カ月間のインターフェロン投与を行ったところ，単独ではほとんど効かないのに対して60％の症例

でHBe抗原のセロコンバージョンを起こしたとの驚くべき成績を発表されました。

そこで他の施設も追試したのですが，残念ながら虎の門病院ほどの好成績は得られませんでした。この理由は虎の門病院の症例はGPT＞200U/lで，しかも上昇傾向というウイルス排除のための免疫応答が高まっている症例が選択されていたためです。他の病院はGPTがずっと低い例も入っていましたので，それほどの好成績は得られなかったのです。さらに症例によってはリバウンドが大きく劇症肝炎になる症例もあることから現在はあまり行われなくなりました。

しかし，確かに私たちの経験でも大きなリバウンド後にインターフェロン投与を行った例のHBe抗原のセロコンバージョン率が高いことが実感されます。HBVキャリアの方では劇症化するか，そこまで行かなくとも重症化した方の長期予後が一番良いのです。つまりセロコンバージョン率が高いのです。劇症化とは先ほど説明したように，ウイルス量が多くて，しかも宿主の免疫応答が激しいときに起こります。つまり，治ろうとする反応は強いので，ウイルスの増殖力を減殺できれば元来は治りやすいはずです。

リバウンドをコントロールする

リバウンドという現象は副腎皮質ステロイド剤という免疫を抑える薬を服用して中断すれば，宿主の免疫の力が回復して自動的に起こると考えられていましたが，私たちの検討ではそうではなくて，ウイルスが急に増えて短期間に1000倍以上に増加すると起こる現象であることがわかってきました。ステロイドには実はHBVを促進させる作用があるので，この作用でリバウンドを起こします。そのときにあまりにもウイルスが増えてしまって，私たちの推定では10^8コピー/ml以上になると劇症化する危険が出てきます。そこでウイルス量を劇症化するほどには増やさないで，大きなリバウンドを起こすことが必要となります。

この治療法を作るために現在私たちが開発した方法は以下のとおりです。まずラミブジンを4週間服用していただいて，なるべくウイルスを10^4以下（TMA法での測定感度以下）にします。そこでラミブジンを打ち切ってプレ

ドニゾロン 40mg 1 週間，30mg 2 週間，20mg 1 週間の計 4 週間服用していただいて，今度は急激にウイルスを増やしてリバウンドを誘発します。そして 10^8 を超してリバウンドが大きく起こってきたら再びラミブジン，ファムシクロビル，インターフェロンを併用してウイルスを叩きます。この際リバウンドで表現される宿主の免疫力がウイルスの増殖力を上回れば，理論的にはその瞬間に HBe 抗原系のセロコンバージョンが起こり，ウイルスは増殖を止めてしまいます。

長引かせず一気に叩くことが肝要

　本来 B 型慢性肝炎は漫然と長期間治療する病気ではなく，このように医療的に誘導するか，自然に起こるリバウンド現象を利用して一気に全力で叩いてウイルス増殖の息の根を止めてしまうべき病気です。成功するか否かは最終的にはウイルスの増殖力次第です。増殖力の強いウイルスは一時的にこの治療に反応しても，しばらくすると再び息を吹き返してきます（HBe 抗原の再陽性化）。この場合はしばらく時間をおいて再度同じ治療を繰り返します。くれぐれもラミブジンを漫然と長期投与せず，2 カ月くらいで投与を打ち切り耐性株の出現を誘導しない必要があります。

　GOT, GPT が急に上昇すると驚いて強力ミノファーゲン C® を打つことがありますが，これはせっかくウイルスを追い出そうとしている宿主の反応に水をさすようなもので逆療法です。そのためにかえって多くの患者さんが治癒へのチャンスを逸して，またダラダラと肝炎を長引かせることになります。私が強調したいのは，少なくとも B 型慢性肝炎では GOT, GPT が上昇を繰り返すほうが治りやすいということです。この意味で GOT, GPT が上昇することは決して恐れることではないのです。

　やはり B 型慢性肝炎では宿主とウイルスとの関係を理解して上述のような適切な治療を行うことが治癒への早道になります。

● C 型慢性肝炎の治療

　B 型慢性肝炎と異なり，C 型慢性肝炎では宿主の免疫圧力で増殖を止める

ことができません。ここにC型慢性肝炎に固有の治療の難しさがあります。しかも、B型のようなウイルス増殖は活発に行われているのにまったく肝臓に障害のないHBe抗原陽性の無症候性のHBVキャリアのような状態の方が少なく、HCVをもっている人は軽くても肝炎を発症している人が多く、しかも進行的です。だとすればC型慢性肝炎の治療はHCVを排除する以外にありません。これが、これまでの多くの肝臓病医の共通の理解でした。

インターフェロンの限界

6年前にC型慢性肝炎の治療にインターフェロンが登場した際には、初期の成績が6カ月間のインターフェロン投与により50％以上の症例で排除可能と華々しい成績も報告されたため、これによりC型慢性肝炎が完治するという期待が高まり、当初その生産が追いつかないほど多くの患者さんがインターフェロン治療を受けました。しかし、症例数が増加するにつれて、ウイルス排除という意味での著効率（CR：complete response）は低下し、結局30％程度ということになり、しかもセログループ1（ゲノタイプ2）、高ウイルス量（＞10万コピー／ml）、進展度F_2以上の条件がそろうと悲惨なほど効かないことがわかってきました。また、6カ月間もインターフェロンを投与することによる副作用、特に初期の高熱、全身倦怠感、食欲不振、中期からのうつ病、眼底出血、不整脈、体重減少などなど、B4版の用紙の表裏一杯になるくらいの副作用が報告され、患者さんもインターフェロンを敬遠するようになっています。

このため、先ほどの無効の3条件を満たした患者さんにはインターフェロン療法を勧めないことが良心的な医師という考えもあります。しかし、この3条件のそろった人は日本人には結構多くて、セログループ1で高ウイルス量だけなら半分くらいの患者さんはこの条件を満たすのではないかと思います。その方々の肝炎がおとなしければ、あえて治療の必要がないか、あるいは漢方薬とか強力ミノファーゲンC® 40ml注程度の軽い治療でよいのでしょうが、50〜60歳代になって悪化期になると、その程度の治療では追いつかなくなります。この時期の治療が不十分で肝炎の進行をくい止めないとみすみす肝硬変、肝癌へと進行させてしまいますので、きわめて重大な局面とい

うことになります。

　煎じつめれば，C型慢性肝炎の治療の最大の要点は，セログループ1で高ウイルス量の患者さんで，しかも悪化期にきた状況で，その進行はくい止められるか否か，に集約されると言っても過言ではありません。この場合治療してもウイルスの排除の可能性が少ないとすれば，肝機能を正常化させるか，それに近い状態に保つことが可能であれば肝炎の進行はくい止められるし，また，GOT，GPTをなるべく低下させれば発癌確率が低下することも神奈川県立がんセンターの多羅尾和郎先生たちのお仕事でわかってきています。目的はいかに確実にその状態をつくり出せるかです。

　世の中には種々の肝臓病薬がありますが，残念ながら「悪化期」のような肝炎の激しい活動期にその肝炎を確実に鎮静化しうる薬剤はあまり多くありません。1つは強力ミノファーゲンC®を大量に注射することでしょう。もっとも健康保険では1日100mlまでの投与が認められているはずなのですが，これも査定の対象になって60mlとか40ml以上の投与は懲罰的査定を受けることがあります。このためお願いしても，100ml投与をしていただけない開業医の先生もおられます。

　いずれにせよ，強力ミノファーゲンC®は1日40mlより100mlのほうが効きますので，悪化期がきたら是非少なくとも1日100ml週3回程度の投与をしていただくことが必要です。半年間投与していると徐々に肝炎が鎮静化する場合があります。

　ほかに思い切ってインターフェロンを打ってみることです。ウイルスは排除できなくても一部の症例（10～20％くらい）では肝機能が安定化することがあります（PR：partial response）。しかし，残念ながらどの症例がPRに至るかは投与前では予測できません。

インターフェロンとシクロスポリンの併用

　私たちはCR率とPR率の両方を高める目的で独自にインターフェロンにシクロスポリンA（CsA）を併用する治療を行っています。この治療も結局は劇症肝炎の治療から応用したのですが，ある教訓的な症例の経験からスタートしました。その方は現在ある都下の市の肝炎の患者会の代表をされてい

る方なのですが，ゲノタイプ2で，ウイルス量4＋，現在では10^5コピー/mlでした．肝生検をすると図13のように活動性の高い肝炎でした．まだインターフェロンが保険適応となったばかりのころでしたので，B型インターフェロン600万単位6週間分を8週間にして（4週連日後，4週間隔日）投与することにしました．現在はこのような少量ではまずゲノタイプ2のHCVは排除できませんので，まず行われないでしょう．このときもウイルス排除はまず無理だろうと考えて，その代わりにHCVのキャリア化を目指すことにしました．そして活動性の激しい慢性肝炎は，劇症肝炎の進行を少し緩やかにした病態であろうとの推定のもとに，インターフェロンとシクロスポリンA（CsA）の併用を試みました．

　これにより急速のGOT，GPTの正常化をみたのですが，驚いたことにHCVのキャリア化になるだろうとの予測に反してHCV RNAが消失してしまったのです（図14）．この機序については，この際急激にCsAを減量し，中断したので，B型の際の副腎皮質ステロイド中断療法と同様，宿主側の免疫圧力による排除の可能性も考えられました．そこで次の症例では図15の

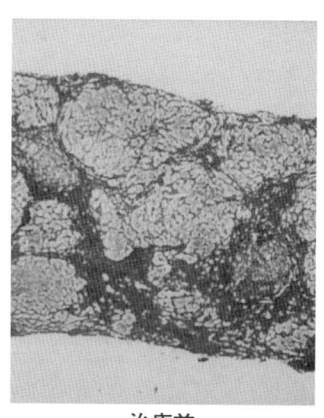

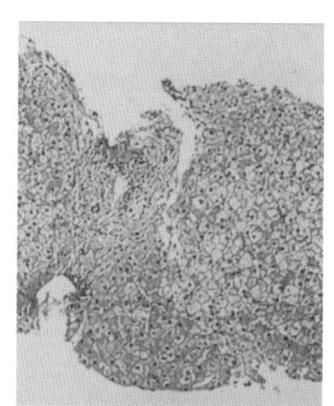

治療前　　　　　治療後

図13　症例：N.A. 59歳，男性

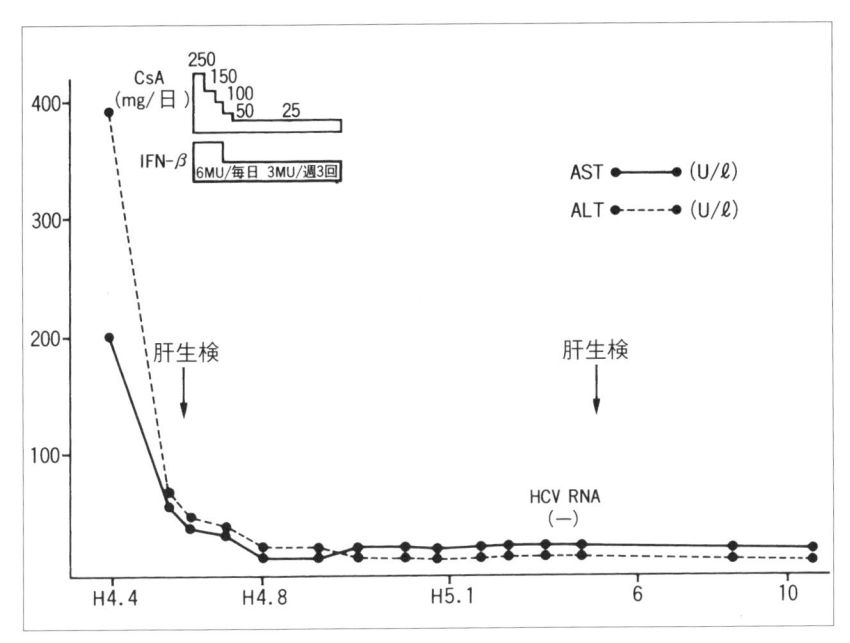

図14

ような投与をしてみました。この症例では4週間CsA 200mg投与中HCV RNAが消失しましたので，思い切ってCsAを切ってしまいました。もし，これで免疫応答が誘発されるのであれば，このままウイルスは消失してしまうはずでしたが，予想に反してHCV RNAが再出現しました。そこで，再度CsAの併用を再開したところHCV RNAは再消失し，結局完治つまりウイルス排除に成功しました（**図15**）。

以上の結果からCsAはインターフェロンと協同してHCV排除を促進する可能性があると考えて100例以上の患者さんにインターフェロン半年間（イントロンAというインターフェロン1000万U連日4週後，隔日5ヵ月間）と（CsA 200mg 4週間後100mg 5ヵ月間）の併用投与を行い，この成績とイントロンA 1000万U単独半年投与の成績を比較しました。その結果，投与終了6ヵ月の時点でHCV RNAの排除率において20％以上，GPTの正常化

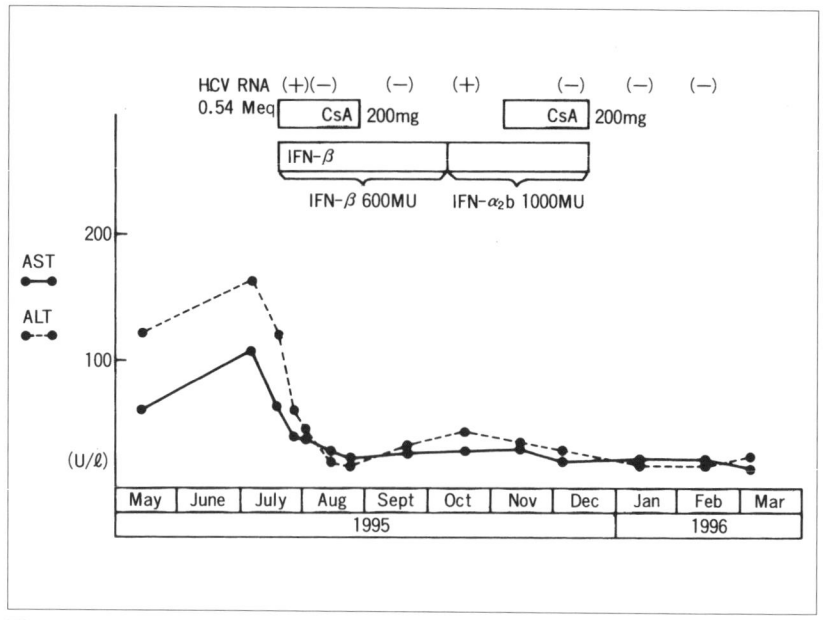

図15

において30％以上優れるという結果になりました。なぜCsAを併用するとHCVの排除率が高まるかについてはまだ明確な回答は得られていないのですが，共同研究者の井上和明がHCVが増殖できる培養細胞系で検討した結果では，CsAは濃度依存的にHCVの増殖を抑制する結果が得られており，CsAは単なる免疫抑制剤ではなく，細胞内ではウイルスの増殖に対して何らかの影響を与えている可能性があると思われます。そういえば，CsAの免疫抑制作用のない薬剤が開発され，HIV感染症への応用が研究されているようです。エイズの世界でもCsAの抗ウイルス作用が注目されているようです。また，この治療の効果について国内では三重大学で，また米国ではFDA（食品医薬品局）の許可を得てシカゴの4つの病院で，治験が行われています。

欧米の標準治療法

欧米ではレベトロンといってイントロンAとリバビリンを併用する薬剤

が広く使われています。リバビリンは20年くらい前に開発された非特異的抗ウイルス薬で，当時夢の抗ウイルス薬として注目を集めました（私もそのころの英会話テープで聞いたことがあります）。しかし，期待に反してその抗ウイルス効果は強いものではなく，HCVについてはほとんど無効とされていました。しかし，インターフェロンと併用することでインターフェロンの効果を大幅に増強するとされ，欧米では現在はこれがインターフェロン単独療法の次の世代の標準治療になっています。ただし，リバビリンは溶血という副作用があり，20％くらいの症例で投与を中止せざるをえないとされています。わが国でも治験が行われましたが，本稿執筆時には成績はまだ発表されていません。

当面は併用療法で効果をあげる

いずれにせよ，現行のインターフェロン単独療法の成績ではウイルス排除の点からは限界があることは明らかですから，当分は何らかとの薬剤と併用して効果を上げるしか方法はないと思います。また，インターフェロン投与法について姫路赤十字病院の奥新浩晃先生がインターフェロンβ 600万単位1日1回投与を1日300万単位朝夕2回投与に変えたところ抗ウイルス効果が大幅に増強されたことを述べておられます。ただし，血小板数の著減や蛋白尿などの副作用が出現しやすくなるなどの欠点もあるようですが，このようないろいろな投与上の工夫がなされてもよいように思われます。

おそらく将来はC型肝炎に対してもB型肝炎と同様，有効で副作用の少ない経口薬が開発されると思いますが，それまでは副作用が強く効果に限界はありますが，インターフェロンを中心とした治療をして，それを改善していくしかないと思います。

平成12年4月からインターフェロンの再投与が健康保険上可能となりました。1回目の投与で無効だった方に福音かと思うとそうでもありません。再投与には条件が付けられていて，それが厳しいのです。その条件というのは，①1回目投与時に一時的にせよウイルスが消失したか，GOT，GPTが正常化したかのいずれかを満足すること，②セログループ2か低ウイルス量（＜1Meqまたは10^5）です。現在救済を求めている症例はセログループ1で

1回目の治療が効かず（高ウイルス量），肝炎の活動性が高くて進行的という症例ですが，これは再投与の対象にならないのです。この国の医療は本当に患者さんの方に向いているか疑問を感じてしまいます。

11 ▶▶▶ ウイルス肝炎以外の肝炎とその治療

●自己免疫性肝炎

中年女性に多くみられる肝炎です。読んで字のごとく，膠原病などの自己免疫性疾患の仲間です。自己免疫性肝炎とは本来免疫排除の対象とはならないはずの自己の構成成分に対して反応を起こしてしまう病気です。その排除の対象となる自己抗原は病気によって違いますが，自己免疫性肝炎では肝細胞膜か，その構成成分ということになっています。ウイルス性肝炎では標的がウイルス関連抗原ですので，ウイルスが排除されればいつかは抗原も排除されて排除反応が止まる，つまり肝炎が治る可能性がありますが，自己の構成成分は消失しないので，この肝炎は治る見込みはありません。実際私の経験では治った方は男性で1例だけでした。残りの方ではいかにも治ったように見えても薬を止めると再発してしまいました。

診断は抗核抗体という自己抗体が160倍以上の抗体価で陽性であることとIgG値2000mg/dl以上です。IgG値＞2000mg/dlはウイルス性肝炎でもみられないわけではありませんので，前者が診断の決め手になります。肝生検で得られる組織所見では本来この肝炎は活動性が激しいので，脱落（collapse）といわれる激しい壊死像がみられます。もっともB型慢性肝炎で激しく増悪するときは組織で脱落がみられることがありますので，必ずしも自己免疫性肝炎に特徴的というわけではありません。

予後は元来活動性の激しい肝炎ですので，放置すれば高率に肝硬変に移行

します。ですから早期に発見して早期に治療することが大切です。治療には副腎皮質ステロイド剤を使用します。通常プレドニゾロン1日30〜40mgからスタートして徐々に漸減します。大半の症例で著効を示します。副腎皮質ステロイド剤には糖尿病誘発，骨粗鬆症など副作用が多いので，維持量はなるべく少量にすべきです。この目的のためプレドニゾロン量を15mg以下に減量したところで，アザチオプリン（イムラン®）など他の免疫抑制剤を併用する場合もあります。

　私の症例で最も投与量の少ない方はプレドニン® 5mg，イムラン® 3Tを週に2日間だけ服用しています。それでもGOT，GPTはまったく正常で，まったく副作用のない状態をもう何年間も続けています。同じような免疫反応で肝細胞が破壊されるのにウイルス肝炎ではプレドニゾロンがこれほどは効きません。やはり免疫反応によるといっても両者の肝細胞破壊機序には差があることを示している事実と思われます。

●薬剤性肝炎

　先ほど述べたように薬剤性の肝障害は大きく2つに分けられます。1つはパラセタモールや抗結核薬のINHのように薬剤そのものか，その代謝物に毒性がある場合で，この場合は薬剤を大量に服用すると誰でも肝障害を起こします。例の埼玉の保険金殺人事件は，かぜ薬に200〜300mg含まれるパラセタモールの毒性を利用したものです。通常15gから劇症肝不全を起こしますが，大酒家ではもっと少ない量でも毒性を発揮します。容疑者はこの事実を知って，保険をかけた人に大酒を飲ませた疑いがもたれています。

　もう一つがここで扱う薬剤性肝炎で，ある特定の個人の特異体質に基づいた薬剤性のアレルギー反応によって肝細胞が破壊されます。抗原はよくわかっていませんが，薬剤の代謝の影響により肝細胞膜が変化して抗原性を獲得するとの考えもありますが，十分解明されていません。

　診断は表5のような薬剤性肝障害の診断基準を参考にしますが，典型例でないとこの表に基づく診断は困難な場合もあります。疑わしい薬剤が見いだされた場合はリンパ球幼若化試験で確定します。必ずしも陽性になる検査で

表5 薬物アレルギー性肝炎の診断基準

1. 薬物の服用開始後(1〜4週)[*1]に肝機能障害の出現を認める.
2. 初発症状として発熱・発疹・皮膚掻痒・黄疸などを認める(2項目以上を陽性とする).
3. 末梢血液像に好酸球増加(6%以上),または白血球増加を認める[*2].
4. 薬物感受性試験(リンパ球培養試験・皮膚試験)が陽性である.
5. 偶然の再投与により,肝障害の発現を認める.

[*1] 期間については特に限定しない.
[*2] 末梢血液像については,初期における検索が望ましい.
確診:1,4または1,5をみたすもの.
疑診:1,2または1,3をみたすもの.

はありませんので,陽性になれば診断的意義がありますが,陰性でも可能性は否定できません.

　放置していても90%以上は自然回復しますので,初期はあえて治療はしませんが,胆汁うっ滞を起こして長期化する場合は副腎皮質ステロイド剤,プレドニン®1日40mgを投与します.効かない症例では漫然と長期投与してもやはり効かないので,2週間くらいで投与を中止します.以後ウルソデオキシコール酸製剤を長期投与することも行われています.

12 ▶▶▶ ウイルス肝炎から派生する疾患と治療

●肝硬変

肝硬変の発症機序

　慢性肝炎では肝細胞の破壊が持続します。肝臓は再生の良い臓器ですから破壊が起こるとそれに見合った量の肝細胞が再生します。このようにして常に破壊と再生が繰り返されています。そして，破壊が多少とも長期化すると，もう一つの修復メカニズムである線維化が起こってきます。なぜ線維化が起こるのかよく理由はわかりませんが，他の臓器でも普遍的にみられる現象で（肺線維症など），おそらく慢性的な破壊に対して臓器を守ろうとする反応だと思います。そして，線維化が進行すると徐々に肝臓が硬くなり，それによる障害が出現します。

　病理学的に肝硬変とは線維化が進展して本来の肝臓の小葉構造が破壊され改築された状態とされています。障害の第一は再生が悪くなることで，肝硬変でも初期に肝細胞破壊が止まれば若い線維が吸収されて線維の束も細くなりますが，時間の経過とともに徐々に線維化が完成しますと，元には戻らなくなります。そのような硬い線維に周囲を取り囲まれると再生の良い肝臓も再生しにくくなります。また，線維に邪魔されて本来肝臓を通るべき動脈血や門脈血が肝臓を通過しなくなるためますます再生が悪くなります。これにより，徐々に肝細胞の量が減少してきます。このことは肝臓全体の機能の障害が進行することでわかります。

合成能と解毒代謝能が障害される

　この肝臓の機能の障害は，一つは肝の合成能の障害，もう一つは肝の解毒代謝能の障害として出現します。

　肝臓は多くの物質の代謝の中心的臓器ですので，たくさんの物質を合成していますが，臨床的に重要なものとしてはアルブミン，コレステロール，凝固因子などがあり，検査データとしてはコリンエステラーゼ，プロトロンビン時間が大切です。肝硬変になるとこれらの値が低下します。アルブミンが低下すると浮腫や腹水などの症状が出現します。

　解毒代謝機能の障害としてはビリルビン値の上昇，胆汁酸値の上昇，アンモニア値の上昇，アミノ酸分析上芳香族アミノ酸，メチオニン値の上昇などがみられますが，いずれも肝硬変の末期にならないとはっきりしません。ビリルビンが上昇すれば黄疸，アンモニアが上昇すれば昏睡などの症状が出現します。また，女性ホルモンの代謝障害により女性化乳房，陰萎，クモ状血管腫，手掌紅斑などが出現するとされています。

　この2つの症状は劇症肝炎やその経過の長い亜急性肝炎でも出現します。

　肝硬変の特徴はもう一つ，線維化が進行することによって起こる肝を通過する血流の障害であり，この点を反映する検査所見や症候も重要です。

　まず第一は門脈の通過が悪くなることによる脾腫と汎血球減少症があります。腹水の発生も一部これが関係します。肝臓を通過できない門脈血は他の経路を使って大循環に抜けようとします。このため種々のシャントが発達します。最も生命に関係するものが食道胃静脈瘤で，正常であれば血流が少なく壁の薄い細静脈に大量の血流が流入し，それによって出血の危険がでてきます。それ以外にも胃静脈と腎静脈間などのシャントが出現します。これは昏睡や腹水の原因にもなります。ICG負荷試験も簡便に定量的に線維化の程度を示します。以上を総合判断して肝硬変と診断します。

経　過

　肝硬変の経過は，肝障害の進行と合併症の出現により左右され，多彩なものとなります。まず問題となるのは基礎にある肝炎が活動的で，進行的であるか否かです。症例によっては肝硬変になっても肝炎が活動的で肝細胞の破

壊が止まらず，肝不全状態に陥ります。

B型肝硬変の約半数は肝不全で死亡します。また，活動性が高くGOT，GPTが高値の場合発癌しやすくなります。C型肝硬変の場合約20％が発癌し，それが死因となっています。逆にB型肝硬変では残念ながら肝硬変にはなってしまっているもののHBe抗原が陰性化し，GOT，GPTは正常で，何年もまったく変化がない人もいます。このような方は発癌率も低いのです。合併症は癌以外にも，すでに述べました食道静脈瘤，肝不全が三大合併症となっています。

治　療

治療としては肝炎が活動性の場合はまず肝炎の鎮静化が重要です。肝硬変になってしまうと肝炎の治療をあきらめてしまう傾向がありますが，これは誤っており，たとえ肝硬変であっても肝炎の鎮静化がまず行うべき治療です。

肝硬変の場合この目的には強力ミノファーゲンC®の静注と経口薬投与以外はあまり行われません。インターフェロンは健康保険の適応外で一般には使えませんが，初期の代償性肝硬変であり，有効性が望めるのであれば使用したほうがよいと思いますが，費用は全額自己負担となります。ただし，肝硬変の方では血小板数が少ないため，インターフェロン投与により投与後著しく血小板数が低下する例もあります。血小板数が3万を切ると出血の可能性があるため，残念ながら途中で投与を中止せざるをえない場合もあります。B型肝硬変ではラミブジンの投与が有効な場合もありますが，投与法に工夫が必要です。少なくともウイルス増殖の抑制のための前提条件であるリバウンドの誘発は肝不全のおそれがあり慎重にすべきです。

食道静脈瘤に対しては平均半年間隔で経過を観察し，形状や色調の変化を観察します。そしてred colour signといって表面の色調が赤くなってきたら治療を考えます。赤くなる理由は血管が拡張すると血管壁が薄くなり血液の色が表面に見えるようになるからで，出血の危険を意味します。

食道静脈瘤に対する治療としては昔は食道離断術と脾摘（脾臓摘出術）など外科治療しかありませんでしたが，最近は内視鏡を使って硬化剤を血管内

か血管のそばに注入する内視鏡的硬化剤注入療法（EIS）が主体になっています。ただし，洪水になりそうな大河の土手をコンクリートで補強しているような治療ですから再発が多いのが欠点です。

胃静脈瘤はEISが難しいのでBRTOといってシャントそのものをつぶしてしまう治療が発達しています。また，肝内にシャントを作って門脈圧を低下させるTIPSという治療も開発されています。ただし，TIPSでは本来肝臓全体を潤すべき門脈血がシャントを通して大循環に流出してしまい，治療後に肝臓の萎縮が進行することがわかって，最近は反省期に入っているようです。

腹水の治療としては安静と利尿薬投与が第一選択の治療ですが，血中のアルブミン濃度が低いと効きませんので，アルブミンの補給を行います。しかし，癌で門脈がつまっていたりして門脈圧が高い場合はこのような内科的治療は効果がありませんので，場合によっては腹水を吸引して物理的に排除しなければならないこともあります。

昏睡の治療は，以前は蛋白質の摂取がアンモニアの発生源になるとの考えから，蛋白摂取量を体蛋白の消耗をまねかないぎりぎりの0.5g/kgまで減量させ，同時にラクツロースや吸収されない抗生物質を投与してアンモニアの発生の抑制を図っていましたが，近年では分枝鎖アミノ酸（BCAA）がアンモニア代謝を促進するとの考えから，BCAAに富む特殊組成アミノ酸を点滴したり，経口摂取させながら蛋白質の摂取制限を緩める方向になってきています。

●肝 癌

診断や発癌防止についてはすでに述べましたので，治療法についてのみ簡単に述べます。治療法は大きく①外科治療，②経皮エタノール注入療法（PEIT）またはマイクロ波焼灼療法（MCT），③経カテーテル肝動脈塞栓術（TAE）に分かれます。

外科治療は腫瘍そのものの摘除，腫瘍を含めた肝の区域切除肝の右葉ないし左葉の切除などが，腫瘍の大きさ，個数，悪性度，残存肝機能を勘案しな

がら選択されます。もちろん腫瘍が1個で，小さく，残存肝機能が十分なほどよい適応となり，この条件が崩れると手術が不可能になることもあります。

　PEITとMCTはともに腫瘍を局所的に破壊する方法で，前者は超音波監視下に病室で行えるので現在最も汎用されている治療法です。ただし，腫瘍の個数が多かったり，サイズがあまりにも大きいと注入するエタノール量が過大となるため，先に後述のTAEを行ってから施行する場合もあります。MCTは開腹して行うことが多く，外科で好まれる治療法です。

　TAEは，正常肝細胞が動脈と門脈の2系統から酸素や栄養の補給を受けているのに対して，癌細胞は動脈のみから補給を受けているという差に着目して開発された治療ですが，ほとんどの病院で放射線科医が行っています。ただし，癌が進展していて門脈の二次分枝までの間に閉塞があると正常細胞も壊死に陥ってしまうため，行うことができません。それから癌と正常組織の境界は多少は門脈血流が流れているので癌細胞が生き残ってしまうため，TAEのみだと短期の再発が多いのです。このためTAE後にPEITを組み合わせることが一般的になっています。

　以上のようにわが国では肝癌症例が多いため，いろいろな方法が発達してきました。ほとんどはわが国が開発した治療法です。欧米ではこんな巧緻な方法は採らず，大半は肝移植で治療します。医療費の関係でそもそもわが国のように肝硬変，肝炎患者が定期的に通院して定期検査を受けるという習慣がありませんので（患者数も少ない），自覚症状が出て病院に来たころには腫瘍はすでに巨大になっていることが多いのです。

　いずれにせよ，わが国には多種類の治療法が発達していますが，やはり患者さんごとに肝癌の状態や残存する肝機能が違いますからベストの治療法も当然違ってきます。しかし，多くの病院にはその病院のお家芸のようなものがあって，治療法が決まっている病院も多いものです。やはり，症例ごとに内科，外科，放射線科医が集まってベストの治療を討論によって決める場が必要です。私たちの病院では毎週月曜日に各科が集まり，症例のカンファランスをもつようにしています。

13 ▶▶▶ その他の重要な病気

●アルコール性肝障害

　多くの方がアルコールと肝臓の関係に関心をおもちです。特に最近成人病検診が普及し、必ず肝機能検査が行われ、その結果が報告されますので、結構神経過敏になっておられる方も多いのです。アルコールの本質は麻酔薬です——というと驚かれる方もおられると思いますが、本質はそうです。ただし、あまりタチの良くない麻酔薬です。また、麻薬の側面もあります。

　良い麻酔薬とは最初に起こる興奮期が短くて次いで来る麻酔期が長いことが理想です。これにより安定した麻酔が可能となります。ところがアルコールはこの興奮期が長いのです。このため、愉快になり、飲めや歌えの大騒ぎとなるのです。そしてどんどん酒が進んでいくうちに急におとなしくなったと思ったら息も止まっていたということが起こります。これが急性アルコール中毒です。つまり麻酔期（意識はないが、呼吸や循環は安定している状態）が短いのです。ちなみに、笑気という麻酔薬も軽いため興奮期が長く、使いづらい麻酔薬ですから単独で用いられることはありません。

　酒にはもう一つ麻薬のような性質があり、習慣性があります。習慣化して酒をやめられなくなった人をアルコール依存症といいます。アルコール依存に陥る人は長く連続するストレス、家庭不和などをかかえており、同情できる部分もあるのですが、多くの人が大なり小なり同じ問題をかかえているのにそうはならないのですから、やはり固有の性格上の問題があると思います。その証拠にアルコール性肝障害の方はしばしば予約をすっぽかしたり、来院

しなくなったり，医者の目から見てだらしがない人が多いのです。ですから私自身アルコール性肝障害の方は歓迎しません。それに酒をやめれば治るので肝臓病に関しては本質的に医者はいらないのです。しかし，そうとわかっていても酒をやめない点にこの病気の難しさがあります。

アルコールにはもちろん肝毒性がありますが，蓄積毒性といって急には毒性を発揮しません。若い人が一気飲みをして急性アルコール中毒で急死して親を悲しませたりしますが，肝臓はほとんど傷害されていません。つまり，アルコールで肝臓をダメにするには何年にもわたる大酒が必要となります。

私たちは積算飲酒量を計算することから肝障害の進行度を推定します。計算の仕方は簡単で，酒類によってアルコール濃度が決まっていますので，飲酒量にアルコールの濃度を掛け算して飲用した純エタノール量を計算し，それを酒を飲んだ期間で積算するわけです。ビールのエタノール濃度は5％，ワイン12％，日本酒15〜16％，焼酎25％，ウイスキー40％，です。例えば日本酒毎日4合20年間となれば$0.15 \times 720 \times 365 \times 20$となり，積算エタノール飲用量は788.4kg，約800kgとなります。だいたい1トン（1000kg）を超すと肝硬変になる可能性があるといわれていますので，だいぶ近づいていることになります。よく週2日"休肝日"をつくれば肝硬変にならないといいますが，他の5日間大酒を飲んでいれば同じことです。

しかし，アルコール性肝障害には不公平な面があり，1トン以上の大酒家でも肝臓は正常のこともあれば1トン以下でも肝硬変の人もいます。また，どういうわけか女性はアルコールに弱く，男性の半分くらい，つまり500kgでも肝硬変になりえます。弱い人，強い人の見分けは難しいのですが，肝臓が悪くならない人はγ-GTPの値が正常であることが多いのです。ですから，少量の飲酒でもγ-GTPの上がりやすい人はあまり肝臓が酒に強くないと言ってよいでしょう。もっとも絶対値には大きな意味はありません。

わが国は欧米と違って強い酒は好まれません。せいぜいビール，日本酒までで，焼酎やウイスキーになると水か他の飲料で薄めてしまいます。また，ほとんどつまみを食べながら飲みます。ですから欧米に比べてあまり重篤な症例は多くありません。ほとんどが脂肪肝の方で，飲酒をやめれば正常に戻ります。それでも依存度が強くて飲酒がやめられないと肝硬変になってしま

います。そうなると元には戻りません。黄疸や腹水が消えなくなり，働くこともできない悲惨な状態になります。

ある外資系の会社員でドイツ在住中にドイツ人と一緒にビールを飲みすぎ，帰国して肝硬変，それも末期の肝不全状態の方がおられましたが，産業医が就労許可を下さないため賃金をカットされて生活苦に陥り，泣いて飲酒を後悔していました。でも後悔先に立たずです。あの姿を見れば相当なアルコール依存の人でも心を入れ替えると思うのですが。

●原発性胆汁性肝硬変

自己免疫性肝炎と同様，中年女性に発症する原因不明の病気です。動物実験で免疫学的に不適合な肝を移植すると類似の病態が出現するので，やはり何らかの免疫異常が機序として推定されていますが，自己免疫性肝炎と異なり，副腎皮質ステロイド剤はほとんど効きません。ですからいわゆる自己免疫とは機序は異なると思います。

病気の根本は毛細胆管という最上流の胆管（肝細胞壁の一部）より少し太い小葉間胆管と呼ばれる胆管が破壊されることで，このため初期には胆管が見えなくなります（胆管消失症候群）。そして，別に胆管が閉塞しているわけでもないのに胆汁の流れが悪くなります。胆汁の流れが悪くなると胆汁酸が上昇しますが，それと関連してかゆみが出てきます。それが唯一の初期症状という人もいます。このため診察時しょっちゅう掻いている人や掻き傷のある方もおられます。

検査では胆汁酸のほか，アルカリホスファターゼ（ALP）や＞γ-GTPという酵素の値が高くなるので，それと気づきますが，確定診断は抗ミトコンドリア抗体（AMA）陽性で確定します。

治療としては初期にはウルソデオキシコール酸製剤が効果を示し，肝機能がまったく正常化する人もいます。最近はベザフィブラート（ベザトールSR®）という高脂血症治療薬の併用が有効であるといわれています。ウルソデオキシコール酸製剤が導入されてからまだそれほど時間がたっていないので，効果がどの程度持続するかはまだわかっていません。治療開始が遅れ，

黄疸が出るころになると薬物療法は限界となります。誰でもわかるほどの黄疸例では肝移植以外治療の決め手はありません。

索　引

〔A〕

アデフォビル　25
アイソエンザイム　50, 51
アミノ酸　95
アンモニア　58, 95
アンチトリプシン欠損症　20
アラニン　58
アルブミン（Alb）　54, 95, 97
アルカリホスファターゼ（ＡＬＰ）
　　51, 101
アルコール依存症　99
アルコール性肝障害　52, 100
アルコール性肝炎　50
アルコール性脂肪肝　50
アレルギー反応　92
アセチルコリン　55
アザチオプリン　92
アジドチミジン（AZT）　36
亜急性型劇症肝炎　70, 74
亜急性肝炎　70, 95
悪化期　37, 38
悪性リンパ腫　34, 71
安静　22

A型肝炎　26
A型肝炎ウイルス　26, 27
A型劇症肝炎　27
A型急性肝炎　51
A因子（activity，活動性）　38
aromatic amino acid：AAA　59

〔B〕

バイオプティーガン　64
バリン　59
ビリルビン値　95
ビリルビン（Bil）　56
ベザフィブラート（ベザトールSR®）
　　101
病院ガイド　8
病歴聴取　12
部分閉塞　52
分枝鎖アミノ酸　59, 97
母指球　68
B型肝炎ウイルス　29
B型慢性肝炎　4, 13, 17
BCAA　97
BCAA/AAAモル比　59
BCG　22

branched chain amino acid：BCAA 59
BRTO 97

〔C〕

中心静脈 50
中性脂肪 56
直接ビルビリン 51, 57
著効率 84
超急性劇症肝炎 74
腸管 27
腸管循環 58
腸内細菌 58
超音波検査 13
C型劇症肝炎 74
C型肝炎 24
C型肝炎ウイルス 24, 34
C型慢性肝炎 13
complete response（CR） 84
collapse 91
CT 13
cytotoxic T lymphocyte（CTL） 32

〔D〕

ダドレー 75
デルタ肝炎 40
第Ⅶ因子 55
大輸血時代 35

脱落 91
D型肝炎 40
D型肝炎ウイルス 40
D/T比 57

〔E〕

エイズ治療薬 24
エンテロウイルス 27
エピビル 81
エステル比 56
栄養 22
E型肝炎ウイルス 40
EBウイルス 69
EB（エプスタイン-バー）ウイルス感染症 50
EIS 97

〔F〕

ファムシクロビル 25, 75
フェニルアラニン 59
フラビウイルス 34
不規則再生 39
副腎皮質ステロイド中断療法 81
副腎皮質ステロイド剤 34, 52, 71, 72, 92, 93, 101
腹部膨満感 16
腹腔鏡 63
浮腫 16, 95

腹水　67, 95
不整脈　84
F因子（fibrosis, 線維化）　39

〔G〕

グリチロン　80
グルタミン　58
癌告知　1
眼球結膜　18
癌細胞　50
癌性腹腔炎　67
眼底出血　84
画像診断　67
偽性コリンエステラーゼ　55
魚介類　27
原発性硬化性胆管炎（PSC）　51
原発性胆汁性肝硬変（PBC）　51, 66, 101
劇症化　4
劇症肝炎　18, 19, 55, 56, 70, 73, 95
劇症肝炎急性型　73
劇症肝炎の診断基準　55
劇症肝不全　92
G型肝炎ウイルス　35, 41
GOT　17, 49
GPT　17, 49
γ-GTP　51, 101

〔H〕

ヒアルロン酸　60
ヘモグロビン　56, 57
ヘモクロマトーシス　20
ヘパプラスチン試験（HPT）　55
ヘルペスウイルス　48, 69
白血球数　60
半減期　55
汎血球減少症　95
鍼治療　30, 36
発癌率　96
発癌阻止　39
脾腫　67, 95
脾臓　38
脾臓摘出術　96
非A非B型肝炎　24
脾濁音界　67
非代償期　66
閉塞性黄疸　51, 66
変異株　33
保険制度　11
芳香族アミノ酸　59, 95
HAV　26, 69
HBグロブリン　30
HBコア抗原（HBc抗原）　32
HBc抗体　30, 44
HBe抗原　17, 32
HBe抗原系のセロコンバージョン　32, 79

HBe抗原の再陽性化　83
HBe抗体　32, 44
HBs抗原　17, 30
HBs抗体　44
HBV　29, 30, 69
HBV DNAポリメラーゼ　46
HBVキャリア　45
HBVキャリアの劇症化例　74
HCV抗体陽性　17
HDV　40, 69
HEV　40
HGV　41, 69
HIV感染症　88

〔I〕

イムラン　92
インドシアニングリーン　60
インフォームドコンセント　1, 81
インターフェロン　24, 75, 80
インターフェロンの副作用　84
イソロイシン　59
遺伝子構造　36
井戸水　27
胃静脈瘤　97
異型結節性過形成　39
猪瀬型肝性脳症　58
院内治験審査委員会　81
咽頭炎　27
医療従事者　5

入れ墨　36
ICG　60
ICG負荷試験　13, 95
IgM型HA抗体　43
IgM型HBc抗体　45
INH　22

〔J〕

自覚症状　5
自己免疫性肝炎　61, 72, 91
自己の確立　32
自己責任　1
人工肝補助能力　18
自由裁量権　9
持続感染　28
女性化乳房　95

〔K〕

カキ　27
キャリア　29, 30
キャリア・マザー　31
クモ状血管腫　68
α-ケトグルタル酸　59
コクサッキーウイルス　48, 69
コリンエステラーゼ（ChE）　37, 54, 95
コレステロール（Chol）　51, 56, 95
過栄養性脂肪肝　50, 56

核酸アナログ　80
肝毒性　100
肝炎の活動性　38
肝不全　58, 96
肝不全状態　50, 101
肝外性胆汁うっ滞　51
肝癌　6, 38, 50
肝後性　66
肝庇護薬　80
肝補助療法　73
簡易水道　27
肝移植　74
肝硬変　16, 50, 56, 94
肝内胆汁うっ滞　51, 66
肝の合成能　95
肝の解毒代謝能　95
肝細胞　18
肝細胞破壊　74
肝細胞膜　49
肝生検　62, 63
感染防御　78
感染症　22
肝前性　66
肝臓の腫大　67
肝臓の小葉構造　94
肝臓専門医　67
家庭医　8
基幹病院　8, 70
危機管理　7
筋肉　50

休肝日　100
急性B型肝炎　30
急性発症　71
急性肝炎　18
急性肝不全　55
急性肝不全症状　73
急性肝障害　18
虚血性肝疾患　50
強力ミノファーゲンC　80
経皮エタノール注入療法　97
経カテーテル肝動脈塞栓術　97
経口治療薬　24
健康管理　17
健康保険　9
血液検査　67
血液濾過透析　74
結核　22
血小板　6, 37, 38, 60
血漿浄化療法　74
結節性過形成　39
骨粗鬆症　92
高アンモニア血症　58
高分化型肝癌　39
抗D抗体　48
興奮期　99
膠原病　61, 91
抗原刺激　45
高カロリー　24
抗結核薬のINH　92
抗ミトコンドリア抗体（AMA）　101

高熱　84
高脂血症治療薬　101
抗生物質　22
高蛋白　24
抗てんかん薬　52
喉頭炎　27
抗ウイルス薬　24

〔L〕

LAP（ロイシンアミノペプチターゼ）　51
LDH　50
LOHF　70
LST　72

〔M〕

マイクロ波焼灼療法　97
メンギーニ針　64
メチオニン　59, 95
メチルプレドニゾロン　75
麻酔期　99
麻酔薬　99
慢性肝炎　1, 16, 50
慢性感染（HBVキャリア）　44
麻薬常習　31
無症候性キャリア　32
名医　9
名医ガイド　8

免疫圧力　33
免疫グロブリン　61
免疫抑制剤　34, 75
盲目的肝生検　64
門脈圧　97
門脈大循環吻合性脳症　58
毛細胆管　101
MCT　97
MRI　13

〔N〕

ネガティブフィードバック　56
内視鏡的硬化剤注入療法　97
日本肝臓病患者協議会（日肝協）　9
乳酸脱水素酵素　50
尿素サイクル　58

〔O〕

黄疸　16, 27

〔P〕

パラセタモール　92
プローブ法　46, 47
プロテアーゼ阻害剤　36
プロトロンビン時間　55, 70, 95
ペニシリン　22
ペプチド　54

ペプチターゼ 54
ポリオウイルス 27
PAS 22
PEIT 97
P-Ⅲ-P 60

〔R〕

ラクツロース 97
ラミブジン 11, 36, 71, 75, 80
リバビリン 88
リンパ球 50
リンパ球幼若化試験 72, 92
リバウンド 82
レベトロン 88
ロイシン 59
利尿薬 54, 97
RA（RF） 61
real time detection（RTD）PCR法 46
red colour sign 96
RNAウイルス 36, 41
RT-PCR定量法 47
RT-PCR定性法 47

〔S〕

サブタイプ 47
サイトメガロウイルス 48, 69
サリン中毒 55

シクロスポリンA（CsA） 71, 76, 85
シルバーマン針 64
シャント 58, 95
シャーロック一派 75
ストレプトマイシン 22
細胞傷害性Tリンパ球 32
再生肝細胞 18
再生力 16, 17
産業医 101
脂肪肝 52, 100
歯科治療 36
新犬山分類 38
真性コリンエステラーゼ 55
浸透圧 54
自然治癒 70
就労許可 101
酒皶 68
手掌紅斑 68
食道胃静脈瘤 95, 96
食道離断術 96
触診 12, 67
食欲不振 27, 84
小児麻痺 27
小柴胡湯 80
小指球 68
小葉間胆管 101
膵酵素 54
生物学的偽反応 61
制癌剤 34
成人病検診 16

積算飲酒量　100
線維化　19, 39, 60, 94
先天性網膜変性症　5
赤血球　50, 60
惻隠の情　2
総ビリルビン　57
総胆汁酸　52
瘙痒感　66

〔T〕

チロシン　59
体重減少　84
大気療法　22
胆汁流出　51
胆汁酸　51, 66
胆汁酸値　95
胆汁うっ滞　52, 58
胆管消失症候群　101
単民族国家　20
蛋白質　54
短絡路　58
蓄積毒性　100
沈黙の臓器　16, 65
低分化型肝癌　39
定期検診　17
抵抗株　81
点滴　24
特発性血小板減少症　38
特異体質　92

糖尿病誘発　92
TAE　97
TIPS　97
TMA法　46
Tリンパ球　50
TTウイルス　41, 69
TTT　61

〔U〕

うつ病　84
ウイルス肝炎　1
ウイルス増殖　32
ウルソ　80
ウルソデオキシコール酸　72
ウルソデオキシコール酸製剤　93, 101
ウレアサイクル　58
ウシ下痢ウイルス　35
ウシ口蹄疫ウイルス　34
UDP-グルクロン酸転移素酵素　57

〔V〕

ワクチン　30, 45

〔Y〕

予備力　16
予防注射　30, 36
予防接種　22

幼若な白血球　50
溶血　57, 66, 89
輸血後肝炎　41
輸入肝炎　43
宿主側の免疫応答　75
薬剤性肝炎　92

〔Z〕

前角細胞　27
全身倦怠感　16, 27, 84
ZTT　61

著者紹介

与芝 真(よしば まこと)

現職：昭和大学藤が丘病院消化器内科助教授

1970年　東京大学医学部卒業

　　　　厚生省中央薬事審議会委員
　　　　厚生省難治性の肝疾患調査研究班研究協力者

主な著書：「劇症肝炎の治療―高率の救命を目指して」
　　　　　「一目でわかる肝臓病学」
　　　　　「ベテランに学ぶ肝胆膵疾患診療のコツ」
　　　　　「劇症肝炎の診療の最前線」
　　　　　「肝臓病の生活ガイド」
　　　　　「症例に学ぶ肝臓病学」
　　　　　その他，劇症肝炎関係の論文が多数ある．

©2000　　　　　　　　　　　　　　第1版発行　2000年12月1日

肝臓病教室

定価（本体2,200円＋税）

　　　　　　　　　　　　　　著　者　　与　芝　　真
　　　　　　　　　　　　　　発行者　　服　部　秀　夫
　＜検印廃止＞　　　　　　　発行所　　株式会社 新興医学出版社
　　　　　　　　　　　　　　〒113-0053　東京都文京区本郷6-26-8
　　　　　　　　　　　　　　　電話　03(3816)2853
　　　　　　　　　　　　　　　FAX　03(3816)2895

印刷　株式会社 藤美社　　　ISBN4-88002-432-5　　　郵便振替　00120-8-191625

Ⓡ 本書の全部または一部を無断で複写複製（コピー）することは，著作権法上での例外を除き，禁じられています．本書からの複製を希望される場合は，日本複写権センター（03-3269-5784）にご連絡下さい．

今、臨床が面白い!! 創刊20周年の内科系臨床雑誌

Modern Physician 既刊・近刊ご案内
モダン フィジシャン　20巻7号～21巻6号

20巻7号　止血と血栓 —診断の進め方と新しい治療戦略—
編集／斎藤　英彦　　定価(本体2,300円+税)

20巻8号　アルコール関連疾患
編集／白倉　克之　　定価(本体2,300円+税)

20巻9号　最近の結核 —早期の診断と対応—
編集／森　亨　　定価(本体2,300円+税)

20巻10号　高脂血症 —高脂血症診療の到達点と次なる課題—
編集／寺本　民生　　定価(本体2,300円+税)

20巻11号　今こそ旅行医学の確立を!
編集／大友　弘士　　定価(本体2,300円+税)

20巻12号　健康医学 —エビデンスからプラクティスー
編集／和田　高士　　定価(本体2,300円+税)

21巻1号　EBMに基づいた呼吸器治療
編集／石原　享介　　定価(本体2,300円+税)

21巻2号　生活習慣病と運動療法
編集／佐藤　祐造　　定価(本体2,300円+税)

21巻3号　高次神経機能障害実践入門
—小児から老人, 診断からリハビリテーション, 福祉まで—
編集／宇野　彰　　定価(本体2,300円+税)

21巻4号　内科医のためのアルツハイマー病 —診断と治療の最前線—
編集／三好　功峰　　定価(本体2,300円+税)

21巻5号　主要徴候からみた診察診断のポイント
編集／松田　重三　　定価(本体5,500円+税)

21巻6号　内科医のための漢方療法 —効く漢方・治せる漢方—
編集／佐藤　弘　　定価(本体2,300円+税)

●年間予約購読のお勧め

月刊　毎月15日発売　2色刷
一　部▶本体価格(2,300円)+税（11冊）
特大号▶本体価格(5,500円)+税（1冊）

▶年間予約購読料 **30,000円(税込)**

株式会社　新興医学出版社
〒113-0033　東京都文京区本郷6-26-8
TEL.03-3816-2853　FAX.03-3816-2895
http://www3.vc-net.ne.jp/~shinkoh
e-mail : shinkoh@vc-net.ne.jp

腰痛教室
- 原田 孝（東邦大学教授）／武者芳朗（東邦大学講師） 共著
- Ａ５判 122頁 図64 表12　定価（本体3,300円＋税）

腎臓病教室
- 椎貝達夫（総合病院 取手協同病院院長・東京医科歯科大学医学部講師） 著
- Ａ５判 110頁 図42 表15　定価（本体3,000円＋税）

漢方教室
- 雨宮修二（近畿大学東洋医学研究所講師） 著
- Ａ５判 144頁 図多数　定価（本体4,200円＋税）

ストレス教室
- 山本晴義（横浜労災病院心療内科部長） 著
- Ａ５判 111頁 図14 表13　定価（本体2,000円＋税）

高血圧教室
- 築山久一郎（神奈川県立がんセンター循環器科部長） 著
- Ａ５判 109頁 図表40　定価（本体1,900円＋税）

リウマチ教室（改訂第2版）
- 東 威（聖マリアンナ医科大学教授） 著
- Ａ５判 150頁 図31 表68　定価（本体2,800円＋税）

膠原病教室
- 橋本博史（順天堂大学教授） 著
- Ａ５判 252頁 図48 表73 写真42　定価（本体4,300円＋税）

膵臓病教室
- 中野 哲（大垣市民病院院長） 著
- Ａ５判 160頁 図66 表34　定価（本体3,500円＋税）

心臓病教室（改訂第4版）
- 太田昭夫（心臓血管研究所附属病院院長）
- Ａ５判 182頁　定価（本体2,000円＋税）

喘息教室（新刊）　今、若者の喘息死が増えている!!
- 石原享介（神戸市立中央市民病院呼吸器内科参事） 編著
- Ａ５判 140頁 図37 表25　定価（本体3,000円＋税）

糖尿病教室（最新刊）
- 佐藤祐造（名古屋大学教授） 著
- Ａ５判 172頁 図61 表49　定価（本体3,500円＋税）

てんかん教室（最新刊）
- 兼子 直（弘前大学教授） 著
- Ａ５判 210頁 図32 表44　定価（本体3,800円＋税）

株式会社 新興医学出版社
〒113-0033 東京都文京区本郷2−26−8
TEL.03-3816-2853　FAX.03-3816-2895
http://www3.vc-net.ne.jp/~shinkoh
e-mail : shinkoh@vc-net.ne.jp